Kohlhammer

Die Autorin

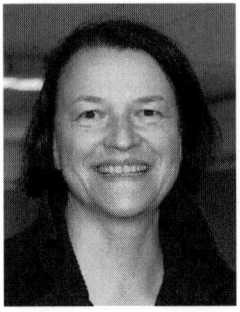

Manuela Dudeck, 1988–1994 Studium der Humanmedizin an der Universität Rostock, 2002 Promotion zur Dr. med. an der Universität Greifswald. 2002 Zusatzbezeichnung Psychotherapie (TFP), 2003 Fachärztin für Nervenheilkunde, 2007 Schwerpunktbezeichnung Forensische Psychiatrie, 2012 Erwerb der Venia legendi für das Fach Psychiatrie und Psychotherapie an der Universität Greifswald. 2013 Ruf auf die W3-Professur für Forensische Psychiatrie und Psychotherapie der Universität Ulm, seitdem Lehrstuhlinhaberin für Forensische Psychiatrie und Psychotherapie an der Universität Ulm und Ärztliche Direktorin der gleichnamigen Klinik am BKH Günzburg der Bezirkskliniken Schwaben. 2015 Qualifikation Verkehrsmedizinische Begutachtung, 2014–2017 Mitglied der Task Force »Maßregelbehandlung« der DGPPN, seit 2016 Vorstandsmitglied des Instituts für Konfliktforschung e. V. Hamburg, seit 2016 stellv. Vorsitzende der Ethikkommission der Universität Ulm. 2016–2017 Mitglied der Expertenkommission »Steuerung und Management des österreichischen Maßnahmenvollzugs« des Bundesministeriums für Justiz Österreich. Seit 2019 Beiratsmitglied der Kriminologischen Zentralstelle (KrimZ) e. V., Forschungs- und Dokumentationseinrichtung des Bundes und der Länder, seit 2019 Expertengruppe »Überarbeitung der Begutachtungsleitlinien zur Kraftfahreignung – Psychische Störungen« des Bundesamtes für Straßenwesen/Bundesverkehrsministerium.

Manuela Dudeck

Forensische Psychiatrie
interdisziplinär

Verlag W. Kohlhammer

Dieses Werk einschließlich aller seiner Teile ist urheberrechtlich geschützt. Jede Verwendung außerhalb der engen Grenzen des Urheberrechts ist ohne Zustimmung des Verlags unzulässig und strafbar. Das gilt insbesondere für Vervielfältigungen, Übersetzungen und für die Einspeicherung und Verarbeitung in elektronischen Systemen.

Pharmakologische Daten verändern sich ständig. Verlag und Autoren tragen dafür Sorge, dass alle gemachten Angaben dem derzeitigen Wissensstand entsprechen. Eine Haftung hierfür kann jedoch nicht übernommen werden. Es empfiehlt sich, die Angaben anhand des Beipackzettels und der entsprechenden Fachinformationen zu überprüfen. Aufgrund der Auswahl häufig angewendeter Arzneimittel besteht kein Anspruch auf Vollständigkeit.

Die Wiedergabe von Warenbezeichnungen, Handelsnamen und sonstigen Kennzeichen berechtigt nicht zu der Annahme, dass diese frei benutzt werden dürfen. Vielmehr kann es sich auch dann um eingetragene Warenzeichen oder sonstige geschützte Kennzeichen handeln, wenn sie nicht eigens als solche gekennzeichnet sind.

Es konnten nicht alle Rechtsinhaber von Abbildungen ermittelt werden. Sollte dem Verlag gegenüber der Nachweis der Rechtsinhaberschaft geführt werden, wird das branchenübliche Honorar nachträglich gezahlt.

Dieses Werk enthält Hinweise/Links zu externen Websites Dritter, auf deren Inhalt der Verlag keinen Einfluss hat und die der Haftung der jeweiligen Seitenanbieter oder -betreiber unterliegen. Zum Zeitpunkt der Verlinkung wurden die externen Websites auf mögliche Rechtsverstöße überprüft und dabei keine Rechtsverletzung festgestellt. Ohne konkrete Hinweise auf eine solche Rechtsverletzung ist eine permanente inhaltliche Kontrolle der verlinkten Seiten nicht zumutbar. Sollten jedoch Rechtsverletzungen bekannt werden, werden die betroffenen externen Links soweit möglich unverzüglich entfernt.

1. Auflage 2021

Alle Rechte vorbehalten
© W. Kohlhammer GmbH, Stuttgart
Gesamtherstellung: W. Kohlhammer GmbH, Stuttgart

Print:
ISBN 978-3-17-033732-9

E-Book-Formate:
pdf: ISBN 978-3-17-033733-6
epub: ISBN 978-3-17-033734-3
mobi: ISBN 978-3-17-033735-0

Vorwort zur Reihe

Psychiatrie und Psychotherapie nehmen im Kanon der medizinischen Fächer eine besondere Stellung ein, sind sie doch gleichermaßen auf natur- wie kulturwissenschaftliche Methoden und Konzepte angewiesen. Bereits vor hundert Jahren wies Karl Jaspers darauf hin, dass man sich im psychopathologischen Zugang zum Menschen nicht auf eine einzige umfassende Theorie stützen könne. So warnte der Psychiater und Philosophen entsprechend vor einseitigen Perspektiven einer Hirn- bzw. Psychomythologie. Vielmehr forderte er, die verschiedenen möglichen Zugangswege begrifflich scharf zu fassen und einer kritischen Reflexion zu unterziehen. Diese Mahnung zur kritischen Pluralität gilt heute ebenso, werden sowohl auf neurobiologischen als auch auf psychotherapeutischen bzw. sozialpsychiatrischen Gebiet nicht selten dogmatische Positionen vertreten, ohne dass andere Sichtweisen in der wissenschaftlichen Auseinandersetzung ausreichend berücksichtigt würden.

Die Reihe »Horizonte der Psychiatrie und Psychotherapie – Karl Jaspers-Bibliothek« möchte die vielfältigen Zugangswege zum psychisch kranken Menschen in knappen Überblicken prägnant darstellen und auf die aktuelle Bedeutung der verschiedenen Ansätze für das psychiatrisch-psychotherapeutische Denken und Handeln aufzeigen. Dabei können viele Probleme im diagnostischen und therapeutischen Umgang mit den Menschen nur vor dem Hintergrund der zugrundeliegenden historischen Konzepte verstanden werden. Die »Karl Jaspers-Bibliothek« möchte den Leser dazu anregen, in solch pluralistischer und historisch weiter Horizontbildung den drängenden Fragen in Psychiatrie und Psychotherapie nachzugehen, wie sie die einzelnen Bandautoren entfalten werden. Ziel der Reihe ist hierbei auch, ein tieferes Bewusstsein für die begrifflichen Grundlagen unseres Wissens vom psychisch kranken Menschen zu entwickeln.

Oldenburg/Berlin/Günzburg
Matthias Bormuth, Andreas Heinz, Markus Jäger

Inhalt

Vorwort zur Reihe		5
Vorwort		9
1	**Einleitung**	13
2	**Kann menschliches Verhalten unmenschlich sein?**	**15**
	2.1 Das Menschenbild	15
	2.2 Die Bedeutung von sozialen Gruppen	16
	2.3 Die Funktion von Ritualen, Religion und Religiosität	18
	2.3.1 Rituale	18
	2.3.2 Religion und Religiosität	20
	2.4 Das Problem der Moral	23
	2.4.1 Psychologische Grundlagen des Moralverständnisses	24
	2.4.2 Moralphilosophische Betrachtungen	26
	2.5 Moral und Recht	28
	2.6 Die Entwicklung und Funktion von strafrechtlicher Gesetzgebung	29
3	**Tun, was man tun muss, oder tun, was man will? Determinismus vs. Willensfreiheit**	**32**
	3.1 Historischer Diskurs über die Willensfreiheit	32
	3.2 Das Libet Experiment und seine Rezeption	36
	3.3 Verantwortung und Autorenschaft	37
	3.4 Gewalt und Aggression	39
	3.5 Das biologistische Verbrecherbild von Lambroso und die Folgen	43
	3.6 Die Kriminalitätstheorien	45
4	**Mein Gewissen ist rein, ich habe es nie gebraucht – Verbrechen und Schuld**	**49**
	4.1 Das Verbrechen	49
	4.2 Die Strafe und ihre Funktion	50
	4.3 Die Straftheorien	52
	4.4 Die Konstrukte der Schuld	53
	4.5 Die Schuldfähigkeit	56
	4.6 Die Begutachtung	58

	4.7	Die psychischen Erkrankungen	62
	4.7.1	Demenzielle Erkrankungen	62
	4.7.2	Andere organisch psychische Störungen	65
	4.7.3	Abhängigkeitserkrankungen	67
	4.7.4	Schizophrene Erkrankungen	71
	4.7.5	Bipolar affektive Störungen	73
	4.7.6	Persönlichkeitsstörungen	77
	4.7.7	Störungen der Sexualpräferenz	83
	4.7.8	Impulskontrollstörungen	86
	4.7.9	Intelligenzminderung	90
	4.7.10	Aufmerksamkeits-Hyperaktivitätsstörung ADHS	92
5	**Mad or bad? Strafe versus Behandlung**		**95**
	5.1	Die geschichtliche Entwicklung der Maßregelbehandlung	95
	5.2	Die zur Unterbringung führenden Maßregeln	96
	5.3	Besonderheiten der Maßregelbehandlung	98
	5.3.1	Die Delinquenzhypothese	98
	5.3.2	Die Rehabilitationsmodelle	100
	5.4	Die Anpassungsleistung von Patienten	103
	5.5	Die therapeutische Beziehung im Zwangskontext	104
	5.6	Das Stationsklima auf geschlossenen Stationen	106
	5.7	Die Regulierung des Intimen – Sexualität im Maßregelvollzug	108
	5.8	Sexueller Missbrauch in Arzt-Patient-Beziehungen	110
	5.9	Wie erfolgreich ist die Maßregelbehandlung?	111
6	**Resümee**		**114**
Literatur			**115**
Stichwortregister			**135**

Vorwort

Forensische Psychiatrie und Psychotherapie stellt ein eigenständiges medizinisches Fachgebiet dar, welches von vielen insbesondere geisteswissenschaftlichen Disziplinen beeinflusst wird. Bereits die ideengeschichtliche Auseinandersetzung zeigt, dass der Umgang mit psychisch kranken Straftätern[1] sehr vom vorherrschenden Menschenbild und der jeweiligen Gesellschaftsform abhängig war und ist. Ende der 1980er Jahre ergab eine Bestandsaufnahme in Deutschland einen deprimierenden Gesamteindruck des Maßregelvollzuges bei bedrückenden Unterbringungs- und Behandlungsbedingungen, die regional unterschiedlich noch weitere 20 Jahre anhielten. Eine Verbindung zwischen Theorie und Praxis gab es so gut wie nicht. Mittlerweile hat sich die Forensische Psychiatrie von einer reinen Begutachtungsdisziplin hin zu einem Fach entwickelt, das sich intensiv mit der Diagnostik und Behandlung psychischer Störungen unter einem klaren Risikomanagement beschäftigt, und der Name wurde zurecht um die Psychotherapie erweitert. Die Gründung des Lehrstuhls für Forensische Psychiatrie und Psychotherapie an der Universität Ulm und dessen Verknüpfung mit der klinisch-praktischen Tätigkeit im Maßregelvollzug Günzburg war mit einem fachlich intensiven Austausch zwischen Praktikern, Wissenschaftlern und insbesondere dem Nachwuchs aus den Fächern Psychologie, Humanmedizin und Kriminologie verbunden. In vielen interdisziplinären Vorlesungsreihen und Seminaren wurde um Antworten auf Fragen gerungen, die die Autorenschaft und die Verantwortung von Menschen betreffen, die mit schwerer Delinquenz die Zivilgesellschaft erschüttern. Zeitgleich kam das Angebot, die Fachdisziplin im Kohlhammer Verlag in der Reihe »Horizonte der Psychiatrie und Psychotherapie – Karl Jaspers-Bibliothek« vorstellen zu dürfen. Für das Vertrauen des Verlages und der Herausgeber möchte ich mich an allererster Stelle bedanken. Zum Gelingen des Buches haben viele Menschen beigetragen, denen es ebenfalls zu danken gilt. Ohne die initiale Strukturierung meiner Gedanken durch Frau Dr. Irina Franke wäre das Buch nicht entstanden. Auch ihre Überschriftenvorschläge haben Eingang in das Manuskript gefunden. Frau Sabine Döringer M.Sc. sei für ihre inspirierende Bachelorarbeit zum Zusammenhang zwischen Religiosität und Aggression gedankt, die sich in Teilen im vorliegenden Buch wiederfindet. Der anregende Vortrag von Frau Dr. Judith Streb zu »schlechten Genen« fand ebenso einen Platz im

---

1 Ausschließlich aus Gründen der Lesbarkeit wird im Buch auf eine Mehrfachnennung weiblicher, männlicher und diverser Personen oder andere gendersensitive Sprachformen verzichtet. Gemeint sind – sofern nicht anders erwähnt – stets Personen jeden Geschlechts.

Buch. Das Korrekturlesen, die Überprüfung des Literaturverzeichnisses sowie das Erstellen eines Stichwortverzeichnisses sind keine leichten und keine Freude bringenden Tätigkeiten. Dennoch wurden diese Aufgaben von Frau Susanne Rauterberg und Frau Michaela Schenker mit großem Fleiß, Engagement und Gleichmut übernommen. Dafür möchte ich ihnen an dieser Stelle meinen herzlichen Dank aussprechen. Nicht zuletzt möchte ich Frau Carmen Rapp meine Anerkennung zollen, die den Entstehungsprozess des Buches mit großer Professionalität und viel Gelassenheit begleitete. Für das behutsame Lektorat bedanke ich mich herzlich bei Herrn Dominik Rose.

Manuela Dudeck, im Dezember 2020

Meinem akademischen Lehrer Prof. Dr. Harald J. Freyberger (1957–2018)
in großer Dankbarkeit gewidmet.

1 Einleitung

»Menschsein ist Menschwerden.« (Karl Jaspers, 1953)
»Mit der Erkenntnis wächst der Schmerz.« (Einar Schleef, 1997)

Forensische Psychiatrie befindet sich sowohl als klinisches Fach wie auch als Wissenschaft in der Schnittmenge zahlreicher Disziplinen. In der öffentlichen Wahrnehmung spielen zudem Emotionen bis hin zur »Faszination für das Böse« eine zentrale Rolle – eine Perspektive, die nicht selten in der Öffentlichkeit auch von Experten des Faches vertreten wird. Wie keine andere Wissenschaft wird die Forensische Psychiatrie mit dem Bösen als Objekt der offenen Anziehung in Verbindung gebracht und bringt so die Lust des Einzelnen an der Überschreitung zutage. Während das Gute aufgrund seiner Unauffälligkeit und Natürlichkeit fast den Eindruck des Belanglosen erweckt, vermag das Böse sofort jegliche Aufmerksamkeit auf sich zu ziehen. Wenn das Gute nun bestimmt und Vorbildfunktion hat, obwohl es nicht anzieht, ist die Frage, woher das Böse seine Attraktion und Anziehungskraft bezieht. Das können Gefahr, Wagemut und ganz banal Machtbedürfnisse sein, die in ihren Extremen in einer Zivilgesellschaft nicht vorkommen dürfen. Anscheinend entsteht das Böse in Kombination mit einigen Todsünden wie z. B. einem maßlosen Wollen, welches im Wollen des Guten keine Befriedigung findet, nicht weil das Tun des Guten unspektakulär ist, sondern weil es sich Regeln verpflichtet muss, die gemeinschaftsbildend sind und für jeden Einzelnen ungesehen seiner individuellen Besonderheit gelten. Wer nach dem Bösen strebt, möchte etwas Aufsehenerregendes leisten und selbst unverwechselbar sein und bleiben. Konkret kann es ein Querdenker und Individualist sein, der seine Umwelt und seine Mitmenschen als Experimentierfeld für seine besonderen Interessen und Neigungen benutzt, ohne sich um die Folgen für die Mitmenschen Gedanken zu machen. Diese sind nur das Agens, um ein außergewöhnliches Ziel durchzusetzen (Pieper 2019). Die antiken Philosophen waren bereits mit diesem Thema beschäftigt, für sie kam nur der Mensch als Ursache des Bösen infrage, der irgendwie aus der kosmischen Ordnung herausgefallen war und dabei die Orientierung verloren hatte (ebd.). Wenngleich nun alle wissenschaftlichen Studien versuchen, bei psychisch kranken Straftätern morphologische Besonderheiten des Gehirns oder Gendefekte nachzuweisen, sind diese aus philosophischer Sicht ein Ausdruck von einer gewissen Hilflosigkeit, mit welcher die Gesellschaft und im Speziellen die forensischen Wissenschaften reagieren, die kollektiven Normen und Werte, aufrechtzuerhalten und das Böse selbst als etwas Besonderes zu charakterisieren. Denn am Ende ist und bleibt das Böse ein Willensakt des Menschen.

Um aber ein umfassendes Verständnis dafür und für das Fach und seine Grenzen zu entwickeln, sind neben fundiertem psychologischen und psychiatrischen Wissen auch Kenntnisse aus Soziologie, Biologie, Kriminologie, Philosophie, Ethik und nicht zuletzt auch eine Einordung in den jeweiligen historischen Kontext erforderlich. Wie auch in allen anderen Fachrichtungen lassen sich die großen Fragen nur mit einem Blick in die Vergangenheit beantworten. Wer sich mit dem Gebiet der Forensischen Psychiatrie fachlich auseinandersetzen möchte, muss bereit sein, sich mit der Komplexität aber auch der Perversion der menschlichen Existenz beschäftigen zu wollen, ohne seiner eigenen Neugier zu erliegen. Die Forensische Psychiatrie unterliegt wie alle anderen Wissenschaften einer ständigen Veränderung durch zunehmende Forschungsbemühungen, aber auch durch einen sich stetig ändernden politischen und juristischen Bezugsrahmen in einer Demokratie. In den vergangenen zehn Jahren haben vielfache Entscheidungen des Bundesverfassungsgerichtes dazu geführt, dass aus der Neufassung des Gesetzes über die Hilfen psychisch Kranker ein eigenständiges Maßregelvollzugsgesetz auf Länderebene hervorgegangen ist. Auf verschiedenen Rechtsebenen bekam die Zwangsbehandlung eine juristische Grundlage und die Rechte von Maßregelpatienten wurden gerade hinsichtlich Aufklärung und insbesondere Rehabilitation gestärkt. Darüber hinaus haben die Reformbemühungen zur Veränderung des § 63 StGB geführt und eine Reform des § 64 StGB darf erwartet werden. Die Interdisziplinäre Task-Force der DGPPN hat 2017 erstmals Standards für die Behandlung im Maßregelvollzug nach §§ 63 und 64 StGB formuliert und zeigen können, dass Forensische Psychiatrie viel mehr ist als nur Begutachtung, sondern die gesamte Behandlungsstrecke von der Begutachtung über die Therapie bis hin zur Rehabilitation psychisch kranker Straftäter abbilden kann. Durch den Resozialisierungsanspruch der Maßregelpatienten gibt es ein deutliches Umdenken auf psychotherapeutischer Ebene und es werden Behandlungsmodule aus etablierten Psychotherapieverfahren in die Maßregelvollzugsbehandlung integriert, sodass sich das Fach zu Recht um den Begriff der Psychotherapie erweitert hat. Durch die geschilderte rasante Entwicklung lohnt sich der historische Blick in die Menschheitsgeschichte umso mehr, da es zu allen Zeiten die Idee gab, psychisch kranke Straftäter zu entschulden und zu behandeln. Die Begutachtung und die Behandlung von Straftätern mit zum Teil schweren psychiatrisch relevanten Erkrankungen erfordern einen klugen und sensiblen Umgang mit dem Thema und das Buch mag helfen, das zu ermöglichen. Wenngleich das Inhaltsverzeichnis eine detaillierte Beschäftigung mit allen die forensische Psychiatrie betreffenden Fragen verspricht, können es nur Denkanstöße und Annäherungen sein, die zur Vertiefung des Themas einladen.

2 Kann menschliches Verhalten unmenschlich sein?

2.1 Das Menschenbild

Das größte Geheimnis ist wohl das, wer wir Menschen sind. Dieses zu entschlüsseln, war zu jeder Zeit Ziel der Philosophen. Schon in der Antike war über dem Orakelheiligtum in Delphi, dem ehemaligen Tempel Apollos, der prägnante Aufruf »Erkenne Dich selbst!« für alle sichtbar zu lesen.

Menschen haben die Fähigkeit, sich in der Zeit und dem sie umgebenden Raum zu betrachten, über sich nachzudenken und ihre Überlegungen in Worte zu fassen. So entstehen die Fragen nach dem Sinn des Lebens und ob es ein ubiquitär geltendes Menschenbild geben kann. Aussagen über den Menschen finden sich in allen sozial-, kultur- und geisteswissenschaftlichen Fächern. Auch die Humanmedizin ist nach der Entschlüsselung der DNA bestrebt, den »gläsernen Menschen«, d. h. ein physisch exaktes Abbild eines jeden Einzelnen, darzustellen. Ob das aber den subjektiv geprägten Begriff des Menschen objektivieren kann, mag dahingestellt sein. Bis heute gibt es kein tiefergehendes gemeinsames Verständnis darüber, was genau nun das Menschenbild ist. Die Diskussionen darüber werden immer dann forciert, wenn aggressive Auseinandersetzungen wie Genozide, Kriege, Terroranschläge und/oder besonders als grausam bewertete Einzeltaten von Menschen die Menschen erschrecken. Darauf folgt in der Regel die Klassifizierung der/des Täters in menschlich oder unmenschlich. Primo Levi stellte 1947 in der Beschreibung seiner Erlebnisse im Holocaust die Frage: »Ist das ein Mensch?«. Für den forensischen Psychiater Hans-Ludwig Kröber ist das Töten in der menschlichen Natur verankert. Die Akzeptanz dieses Faktes würde aus seiner Sicht Gewalt verhindern können (Kröber 2012).

Die Konzepte zur menschlichen Natur sind so vielfältig wie die Menschen selbst. Wer aber versucht, alle Bestimmungen, die ihn ausmachen, zusammenzutragen, geht an vielem, was ihn ausmacht, vorbei. Allerdings scheint eine historisch-kulturelle Begriffsbestimmung unumgänglich, da Menschen zum einen in einer natürlichen, aber auch von ihnen geschaffenen kulturellen Umwelt leben. So sind sie durch sich selbst mit der Aufforderung konfrontiert, sich zu bestimmen. Die Antworten erfolgen in der Regel aus einer immer spezifischer werdenden Perspektive und sind z. B. von religiösen Überzeugungen und Vorstellungen, die sich in Kunstwerken widerspiegeln, beeinflusst. Karl Jaspers (1965, S. 57) merkt Folgendes dazu an: »Wir tragen Bilder vom Menschen in uns und wissen von Bildern, die in der Geschichte gegolten und geführt haben. Der Kampf der Menschenbilder geht in uns um uns selbst. Wir haben Abneigung gegen und

Neigung zu Bildern, die uns in einem Menschen begegnen. An ihnen orientieren wir uns wie an Vorbildern und Gegenbildern.« Daneben orientieren sich die Antworten auch an Grundregeln des Zusammenlebens, die wiederum den Alltag des Menschen bestimmen und diesem erst Gestalt verleihen. Deshalb greift eine alleinige Definition des Menschenbildes zu kurz und muss um die Beantwortung der Frage »Wie ist menschliches Leben richtig zu gestalten?« erweitert werden. Denn die Ausrichtung am Richtigen im Sinne des Wahren, Guten und Schönen darf nicht vernachlässigt werden, wenngleich das allein ebenfalls nicht ausreichend scheint. Grundsätzlich bringt uns die Frage »Was ist der Mensch?« in eine Distanz zu uns, die es uns ermöglicht, Selbstkritik im Sinne von Vernunft zu üben und so dem Menschenbild nahe zu kommen, da sich Menschen in der Zeit immer wieder in anderer Weise zu verstehen vermögen. Eine starre Begriffsbestimmung scheint der Dynamik des Menschseins nicht wirklich gerecht zu werden. Menschen stehen immer aufs Neue vor der Aufgabe, wie sie sich verstehen und wer sie dadurch sind. Sie bestimmen in unterschiedlicher, aber praktischer Weise, was ihnen wichtig ist und etablieren so Verständnisse von sich selbst, an die sie sich binden. Damit ist der Mensch ein Wesen, das vor der Aufgabe steht, sich selbstkritisch zu gestalten und sich so immer wieder von Bestimmtheiten zu lösen, aber in Beziehung zu sich selbst zu gehen und zu bleiben. Wichtig ist jedoch, dass der Mensch sich zu seinem Tiersein verhalten muss und sich entsprechend sowohl als Tier als auch als Nicht-Tier begreifen kann. Hinzu muss die Vernunft als Praxis der Öffnung gedacht werden, die Fixierungen und Stillstand vermeidet. Nur so können Menschen ihre Freiheit gestalten, indem sie sich Regeln setzen, in denen größtmögliche Freiheitsgrade gelebt werden können (Bertram 2018). Genau das also, was bereits in der Zeit der Aufklärung propagiert wurde und Jean-Jacques Rousseau (1712–1778) im Gesellschaftsvertrag sagen ließ: »Der Gehorsam gegen das selbstgegebene Gesetz ist Freiheit« (Rousseau 1977, S. 23).

2.2 Die Bedeutung von sozialen Gruppen

Die Frage, wie Menschen mit Menschen, die soziale Normen verletzen, umgehen, bestand bereits bei Bildung von sozialen Gruppen und reicht weit über die Entstehung der Zivilgesellschaft zur Zeit der klassischen Antike hinaus. Das Eingehen von Beziehungen und die Bindung an andere Menschen erfüllen so grundlegende menschliche Bedürfnisse, dass davon auszugehen ist, dass es sich evolutionsbiologisch um einen für das Überleben notwendigen Vorteil handeln muss (Aronson et al. 2004, Baumeister & Leary 1995). Definitionsgemäß wird eine soziale Gruppe von mehr als zwei Menschen, die miteinander agieren, gebildet, sodass eine wechselseitige Abhängigkeit entsteht (Lewin 1948). Soziologisch gibt es darüber hinaus weitere Definitionselemente, die eine soziale Gruppe ausmachen. Diese hat z. B. ein gemeinsames Gruppenziel und ein Verhaltensmotiv für die Gruppe insgesamt wie für jedes einzelne Mitglied, und daraus entwickelt sich ein »Wir-Gefühl«, welches zur Kohäsion beiträgt. Es stellt ein System gemeinsamer Normen und Werte als Grundlage der Kommunikations- und Interaktionsprozesse dar, indem ein Geflecht aufeinander bezogener sozialer Rollen entsteht. Die sozialen Rollen sind auf das jeweilige Gruppenziel ausgerichtet und gewährleisten die Zielerreichung als auch die Lösung von dabei auftretenden Konflikten (Schäfers 2016). Die Interaktionen in einer Gruppe hängen nicht nur von der Gruppengröße, sondern auch von inneren Gruppenprozessen ab, die u. a. von der Familie als Steuerungselement geregelt werden. Außerdem werden diese von den Außenweltbedingungen der jeweiligen Gruppe und von dem abhängen, was die einzelnen Gruppenmitglieder in das Gruppenleben einbringen. Das können Wissen und Bildung sowie Interessen und Engagement sein. Sozial wird das Verhalten der Gruppenmitglieder solange sein, bis es für sie Alternativen gibt, um gleiche soziale, emotionale und sonstige Qualitäten des Gruppenlebens zu erreichen (Neidhardt 1999, Schäfers 2016).

Die Evolution der sozialen Lebensform hat gegenüber einer weitgehend solitären Lebensweise entscheidende Vorteile. Es kommt aus soziobiologischer Sicht zur Verringerung des Raubdrucks, zu einem verbesserten Schutz gegen infantizidale Männchen, zu einem deutlich effizienteren Nahrungserwerb und zu entscheidenden Kooperationsgewinnen bei der Fortpflanzung. Wenn sich aber Gruppen finden, ist das ebenso mit ökologischen und/oder sozial vermittelten Nachteilen verbunden. Neben einem erhöhten Infektionsrisiko kommt es auch zu einer vermehrten Konkurrenz um Ressourcen, vor allem um Nahrung. Es beginnt eine erhöhte reproduktive Konkurrenz, die sozialstressabhängig Frauen weniger leicht schwanger werden und diese Infantizide begehen lässt. Das infantizidale Verhalten hat dabei den weiteren funktionalen Hintergrund des Territorialgewinns. Vor diesem Hintergrund hat soziales Leben einen relativ hohen Preis, wobei eine reine Kosten-Nutzen-Analyse zu kurz greift. Denn die Selektion, die bei Bildung von immer größer werdenden Gruppen entsteht, ist evolutionsbiologisch ein sich selbst optimierender Prozess, der durch soziale Normen der jeweiligen Zeit strukturiert werden kann. Die dabei zu schließenden Kompromisse sind veränderlich und ermöglichen Zusammenleben trotz sich widersprechender Einzelinteressen (Voland 2013).

Im Laufe der raschen evolutionären Entwicklung sozialer Fähigkeiten der Spezies Homo sapiens in den letzten 20.000 bis 30.000 Jahren wurden die geltenden inner- und außergemeinschaftlichen Regeln immer differenzierter. Juristische Konstrukte wie das der Schuld, der Wahrheit und der Lüge und theologische Auffassungen zum Verhältnis von Menschlichem und Göttlichem wurden erwogen und in den Diskurs integriert. Hinzu kamen die jeweiligen philosophischen Anschauungen zum freien Willen und damit zur Verantwortung eines jeden Einzelnen. In Abhängigkeit vom jeweiligen Grundverständnis der Weltordnung und des Menschenbildes wurde das Denken und Handeln gegenüber Tätern definiert (Vasic et al. 2015). So wurde abweichendes Verhalten als eine Verhaltensweise bezeichnet, die gegen die in der Gesellschaft oder einer ihrer Teilstrukturen geltenden sozialen Normen verstößt und im Falle der Entdeckung soziale Reaktionen hervorruft, die darauf abzielen, die betreffende Person, die dieses Verhalten zeigt, zu bestrafen, zu isolieren, zu behandeln oder zu bessern. Damit das nicht passiert, d. h. um zu gewährleisten, dass sich Menschen konform verhalten, bedarf es der sozialen Kontrolle, worunter man alle Strukturen, Prozesse und Mechanismen versteht, mit deren Hilfe eine Gesellschaft oder soziale Gruppe versucht, ihre Mitglieder dazu zu bringen, ihren Normen Folge zu leisten. Soziale Kontrolle ist somit ein zentraler Bestandteil aller Prozesse der sozialen Integration (Peuckert 2016).

2.3 Die Funktion von Ritualen, Religion und Religiosität

2.3.1 Rituale

Der religiöse Glaube und die dazugehörigen Rituale scheinen Anpassungen zu sein, deren Nutzen in der augenblicklichen Integration des Individuums in der Gruppe besteht, die ihm Bestrafungen erspart, die diejenigen widerfahren, die von den Bräuchen abweichen. Das sind in der Regel Menschen mit antisozialen Verhaltensweisen, die im Interesse der Gruppe kontrolliert werden müssen.

Das Wort Ritual wird etymologisch auf Lateinisch *ritualis* zurückgeführt (Dücker 2007). Der Terminus des Rituals ist in der abendländischen Kultur ein verbindlich festgelegter Begriff, der in lateinischer Form im religiösen Bereich für symbolisches Handeln steht. Besonders bekannt war er in allen katholischen Ländern durch seinen Einsatz als Überschrift einer kirchenrechtlich verbindlichen Regelsammlung *Rituale romanum* von 1614 (Flores Arcas & Sodi 2004). Rituale werden von Ritualwissenschaftlern erforscht, die die deskriptiven und funktionalen Merkmale zusammenstellen. Dazu gehört zuerst die Sequenzierung, d. h. der gesamte rituelle Prozess wird in Makro- und Mikrorituale aufgeschlüsselt. Durch ein starres Ablaufschema, das an die jeweiligen Gegebenheiten angepasst werden kann, entsteht eine Stereotypie. Sprechhandlungen in feststehenden Wendungen, z. B. Gebete, geben dem Ritual die gewollte Formalität. Durch die Reduktion von Komplexität und die Verdichtung insbesondere auch durch Redundanz wird das Ritual auf eine einzige Wertekategorie festgelegt und der Einzelne darauf eingeschworen. Das rituelle Bewusstsein wird durch die Feierlichkeit unterstützt, die wiederum durch die Wahl des Ortes und der Kleidung bedient wird. Indem die rituellen Handlungen immer wieder aus den gleichen Anlässen wiederholt werden, werden die Rituale repetitiv eingeschliffen und jedes Individuum lernt diese so kennen und auch sich daran zu halten. Rituale müssen, wenn sie wirksam sein sollen, öffentlich und jedem zugänglich sein. Die dramatische Struktur eines Rituals und die Teilnahme aller in einer Gruppe mit den dazugehörigen Rollen bedingt eine Zugehörigkeit zur Gruppe. Rituale sind grundsätzlich selbstreferentiell, denn sie werden von Teilnehmern für die Teilnehmer inszeniert und gelten sowohl für die, die Rituale vollziehen und für die, die diese inszenieren. Zusammengefasst haben Rituale auch eine ästhetische Dimension und stellen die Schnittstelle zwischen Kollektiv und dem Individuum dar. So dienen sie zur Herstellung von Gemeinschaft, zur Vermittlung von Dispositionen zu Anschlusshandlungen in der Zukunft im nichtrituellen Bereich (Tambiah 1979, Braungart 1992, Humphrey & Laidlaw 1994).

Ritualtheoretisch kann man intentionales von nichtintentionalem Handeln unterscheiden (Humphrey & Laidlaw 1994). Als intentional gilt der Entschluss eines Individuums, ein Ritual auszuführen oder daran teilzunehmen; nicht intentional sind Handlungen, die allein durch die Teilnahme erforderlich sind, weil diese schon immer festliegen.

Dadurch, dass Rituale die Werte der eigenen Gemeinschaft mit dem Gestus von Bestätigung und Verpflichtung sichtbar machen, fördern diese auf der einen Seite deren Zusammenhalt und Kontinuität (Binnenintegration), auf der anderen Seite markieren sie notwendig eine Grenze nach innen (Regelverstöße) und gegenüber anderen Formationen nach außen. Insofern gehören Integration und Abgrenzung zu den zentralen Funktionen ritueller und ritualisierter Handlungsformen.

Rituale sind also Ausdruck symbolischen Handelns, werden als diese auch genutzt und stellen darüber hinaus einen kulturellen Ordnungsfaktor dar. Aus ritualwissenschaftlicher Perspektive werden Rituale für die Herstellung, Gestaltung und Erhaltung kollektiv anerkannter und verbindlicher symbolischer Ordnungssysteme von Interessengruppen genutzt. Symbolische Handlungen sollen einen konfliktfreien Ablauf des sozialen Lebens einer Gemeinschaft und deren Fortbestand gewährleisten, aber auch den dafür erforderlichen Bedarf an Dynamik und Transformation bereitstellen. Diese sollen zu bestimmten Anschlusshandlungen motivieren und andere verhindern. Zu den wohl ordnungspolitisch sensibelsten Aufgaben gehören dabei die Wahl von Repräsentanten wie Häuptling, Kaiser, Stadtrat, Richter etc. Darüber hinaus muss die Versorgung und die Reproduktion des Nachwuchses gesichert werden. Krankheiten müssen abgewehrt und die Gesundheit einer Gruppe muss wiederhergestellt werden. Über allem steht die Sicherung der inneren und äußeren Souveränität der Gruppe. Alles das bedarf einer Vielzahl von Ritualen. Rituelle Handlungen legitimieren so zweckrationale Handlungen, indem sie diese durch die Anrufung einer Werteinstanz überhöhen und ihnen so die Grundlage kollektiver Verbindlichkeit geben. Daher sind sie in Gesellschaften mit kodifiziertem Recht zwar fakultativ, was aber ihrer Anwendung in der Regel keinen Abbruch tut. So hat der »erste Spatenstich« für den Bau eines Gefängnisses weder eine juristische noch eine sachliche Bedeutung, wohl aber die der sichtbar gemachten Legitimation des Projektes selbst (Dücker 2007). Rituale sind Handlungen, die man auf allen Sinnesebenen wahrnehmen kann (wie hören, sehen, fühlen), insofern haben sie Einfluss auf das Individuum und machen die gewählte Ordnung einer Gesellschaft sichtbar und erfahrbar. Den Akteuren bieten Rituale die Gelegenheit, sich in gewünschter Art und Weise darzustellen und sie versichern die Öffentlichkeit der Kontinuität der Ordnung. Letztendlich vollziehen sie die Geschichte einer Gruppe. Rituale machen also keinen Sinn, sie *sind* der Sinn (Braungart 1992). Zwischen rituellen Handlungen und Werten besteht eine sehr enge Verknüpfung. Dementsprechend dienen diese direkt der Nutzen- und Normenvermittlung. Aus soziologischer Sicht ist Handeln im sozialen System an Normen gebunden, welche durch Rituale immer und immer wieder überprüft werden können. Am Ende sind Rituale auch ein nicht zu unterschätzender Wirtschaftsfaktor und haben eine große ökonomische Bedeutung, die bereits im Alten Testament sichtbar wurde. In der aktuellen Politik werden für Gipfeltreffen Millionen im zweistelligen Bereich ausgegeben und sichern die Macht der Souveräne.

2.3.2 Religion und Religiosität

Obwohl eine der provokantesten Prognosen der Moderne besagt, dass Religion als das in der Menschheitsgeschichte erste »primitive« Stadium bald verschwinden werde, zeigt sich, dass Religion nach wie vor einen Mechanismus darstellt, einen prosozialen Verhaltenskodex zu definieren (Montada 2002, Sosis 2004). Religiosität beschreibt das subjektive Erleben des Einzelnen in Bezug auf eine Religion. Forschungsergebnisse konnten zeigen, dass ein höherer Grad an Religiosität mit einer stärker ausgeprägten Selbstkontrolle zusammenhängen kann (Laird 2011, Reisig 2012, Rounding 2012). Es besteht weitestgehend Einigkeit darüber, dass ein höheres Maß an Religiosität (ob nun durch verhaltensbasierte Messinstrumente oder durch Selbstberichte erfasst) in einem negativen Zusammenhang mit Delinquenz und strafrechtlich relevantem Verhalten wie Drogenkonsum steht, obwohl fast ausschließlich Heranwachsende untersucht wurden (Chitwood et al. 2008, Johnson & Jang 2011, Kelly et al. 2015). Franke und Kollegen konnten anhand einer Stichprobe männlicher, suchtkranker Maßregelpatienten zeigen, dass das Ausmaß an Religiosität auch hier negativ mit der Einstellung gegenüber appetitiver Aggression korreliert, leider aber nicht mit dem tatsächlichen Verhalten. In der Stichprobe weiblicher, suchtkranker Maßregelpatientenwurden keinerlei signifikante Zusammenhänge gefunden (Franke et al. 2019).

Evolutionär betrachtet, stellt sich im Hinblick auf Religion zunächst die Frage, warum diese überhaupt existiert und sich über alle Zeiten hinweg als kulturelle Variable identifizieren lässt (Boyer & Bergstrom 2008). Offensichtlich stellt diese einen Nutzen für die Angepasstheit von Menschen in einer sozialen Gruppe dar (McCullough & Carter 2013). Religion stärkt die soziale Kohäsion, indem eine emotionale, kognitive und kulturelle Synchronisation erfolgt. Nebenher wird die soziale Kooperation gefördert und die Konkurrenzfähigkeit nach außen gefestigt. Religiöse Glaubenssysteme, Institutionen und Rituale ko-evolvierten mit der Entstehung von Gesellschaften, die größer waren als die in der Periode der Jäger und Sammler üblichen blutsverwandten Stämme, welche selten eine Zahl von 150 Mitgliedern überschritten (Dunbar 2003, Norenzayan & Shariff 2008, Henrich et al. 2010). McCullough und Carter (2013, 2014) argumentierten, dass der Übergang vom nomadischen Jäger- und Sammler-Lebenswandel in kleinen Gruppen zum sesshaften Siedler- und Ackerbauer-Lebenswandel in großen, dauerhaften Siedlungen einen evolutionären Druck erzeugte, das eigene Verhalten stärker zu kontrollieren. Nur durch die Entwicklung von Fähigkeiten wie Kooperieren, Tolerieren und Warten konnte eine gewisse Ordnung hergestellt und aufrechterhalten werden. Eine Kooperation in großen Gruppen, die nicht ausschließlich aus Blutsverwandten zusammengesetzt ist, erfordert zwingend die Lösung für das sogenannte Trittbrettfahrerproblem (Gintis et al. 2003, McNamara 2006). Trittbrettfahrer bzw. Nutznießer sind Mitglieder der jeweiligen Gesellschaft, welche die durch die Kooperation erzeugten Vorteile zwar nutzen, aber selbst nichts zur Kooperation beitragen (McNamara 2006). Trittbrettfahren ist überall dort von Bedeutung, wo es öffentliche Güter gibt. Beispiele für öffentliche Güter waren früher Deiche, etwaige Befestigungsanlagen einer Siedlung oder der Zugang zum Wildbestand in einem bestimmten Gebiet (vorausgesetzt, die Jagd war jedem gestattet). Die Bereitstellung öffentlicher Güter kann als grundlegendste Aufgabe einer Gesellschaft angesehen werden (Olson 1968), sie stellt einen wesentlichen Faktor dar, der, evolutionär gesehen, die Entwicklung vom Nomaden zum Siedler ermöglicht hat. Öffentliche Güter zeichnen sich unter anderem dadurch aus, dass von ihrer Nutzung kein Mitglied der Gesellschaft ausgeschlossen werden kann (Samuelson 1954). Hieraus ergibt sich, dass dem Käufer dieses Gutes kein Eigentumsrecht daran zugewiesen wird; jedes andere Mitglied der betreffenden Gesellschaft kann das Gut ebenfalls nutzen, weil es Teil der Gesellschaft ist (Olson 1968). Diese Eigenschaft ermöglicht erst das Trittbrettfahren und ist im eigentlichen Sinne antisozial. Je größer eine Gruppe ist, desto weniger wird das Trittbrettfahren kontrollierbar und desto häufiger wird es beobachtet (Ledyard 1995).

In kleinen Gruppen, in denen ausschließlich Blutsverwandte zusammenleben, stellt sich das Trittbrettfahrerproblem dank der durch die kleine Gruppengröße geringen Überwachungskosten und des genetisch bedingten Altruismus' unter Verwandten kaum (McCullough & Carter 2013, Lieberman et al. 2007). In großen Gruppen wird jedoch ein starker Kontrollmechanismus zum Schutz dringend benötigt. Religion und Religiosität oder präziser formuliert, die kostenintensiven religiösen Verhaltensweisen stellen einen solchen Mechanismus dar (Sosis 2004, McNamara 2006). Individuen, die Mitglieder der Gruppe werden und von der Kooperation profitieren wollen, müssen sich dieser Auffassung zufolge zu derjenigen Religion bekennen, die als Verhaltenskodex dient und u. a. kooperatives Verhalten vorschreibt. Dieses Bekenntnis müssen alle immer wieder durch die Ausführung der ebenfalls vorgeschriebenen kostenintensiven Verhaltensweisenglaubhaft beweisen. Das funktioniert aber nur in dem Ausmaß, in dem die geforderten Verhaltensweisen signifikante Kosten beinhalten. Denn nur teure Verhaltensweisen können Signale des Bekenntnisses zum Verhaltenskodex sein und sind nur schwer vorzutäuschen und daher als glaubwürdig einzustufen (Zahavi & Zahavi 1998). Ein Individuum zeigt so durch wiederholtes Ausführen dieser kostspieligen Verhaltensweisen an, dass es gewillt ist, nicht-kooperatives also antisoziales Betragen zu vermeiden.

So erfüllen Verhaltensweisen wie lange vorgeschriebene Fastenperioden, schmerzhafte Rituale oder andere asketische Praktiken, die aus evolutionärer Sicht zunächst nachteilig erscheinen, eine sehr wichtige soziale Kontrollfunktion gerade wegen ihrer Kostspieligkeit. Sie stellen den Preis dar, der für die Kooperation und die damit einhergehenden Vorteile zu zahlen ist. Gruppen, die sich einem religiösen Verhaltenskodexunterwerfen und so eine erfolgreiche Kooperation ermöglichen, verschaffen sich damit gegenüber anderen Gruppen einen deutlichen evolutionären Vorteil (McCullough & Carter 2013).

Die Vorstellung einer Gottheit als moralische Instanz, die über das Verhalten eines jeden Einzelnen wacht, ist hierbei besonders effektiv, um Kooperation sicherzustellen. Eine solche Gottheit, die das Benehmen des Individuums auch dann beobachtet und bewertet, wenn es keine (menschlichen) Zeugen gibt, verringert den notwendigen sozialen Überwachungsaufwand um ein Vielfaches (McCullough & Carter 2013). Dieser Zusammenhang wird u. a. dadurch belegt, dass Vorstellungen von derartigen moralisierenden Gottheiten mit verschiedenen Kennzahlen gesellschaftlicher Komplexität wie z. B. Gruppengröße oder Verwendung von Zahlungsmitteln positiv korrelieren (Johnson 2005). Außerdem fällt die Wandlung der Gottesvorstellung in eine moralische Instanz mit der Entstehung großer menschlicher Gesellschaften zusammen (Henrich et al. 2010). In diesem Zusammenhang werden die zehn Gebote, auch Dekalog genannt, die eine Reihe von Geboten und Verboten Gottes darstellen, die Kirchen- und Kulturgeschichte nicht nur in Europa entscheidend mitgeprägt haben. Sie stellen aus heutiger Sicht eine Art Verfassungsentwurf für das Zusammenleben in einer Zivilgesellschaft dar.

Der Wille, bestimmte eigennützige, egozentrische und antisoziale Verhaltensweisen zu vermeiden, ist für die erfolgreiche Kooperation zugegebenermaßen nicht hinreichend. Vielmehr erfordert eine erfolgreiche Kooperation die Hemmung nicht-kooperativen, impulsiven, aggressiven oder antisozialen Verhaltens – eine Funktion, die als Selbstkontrolle bezeichnet wird (Baumeister et al. 2007, McCullough & Willoughby 2009). Neuropsychologisch betrachtet, nimmt für diese Funktion der präfrontale Kortex (PFC) im menschlichen Gehirn eine zentrale Stellung ein (McNamara 2006). Selbstkontrolle bezeichnet die Fähigkeit, die eigenen Antworten zu ändern, insbesondere um sie mit Normen wie Idealen, Werten, Moral und sozialen Erwartungen in Einklang zu bringen und die Verfolgung langfristiger Ziele zu unterstützen (Baumeister et al. 2007). Die Selbstkontrolle ist allerdings von der Selbstregulation, unter der nach McCullough & Willoughby (2009) der Prozess verstanden wird, bei welchem ein System aufgrund der Information über den gegenwärtigen Zustand seine Funktion selbst anpasst, zu unterscheiden. Selbstkontrolle wird üblicherweise als spezifische Form der Selbstregulation aufgefasst, die dadurch gekennzeichnet ist, dass diese in erster Linie die bewusste und zielgerichtete Hemmung von präpotenten Verhaltensweisen (Verhaltenstendenzen, Emotionen, Motivationen) im aktuellen Moment betrifft (Baumeister et al. 2007, McCullough & Willoughby 2009). Solche präpotenten Verhaltensweisen treten bei Kooperationsproblemen regelmäßig auf, etwa wenn es um die Verlockung geht, von einem öffentlichen Gut einen größeren Anteil zu entnehmen als den, der dem Individuum zusteht (Döringer 2016). Um hierfür eine Lösung zu finden, benötigt der Mensch die neuropsychologischen Funktionen des präfrontalen Kortex, woraus sich aus philosophischer Sicht die Frage ergibt, wo genau morphologisch wie funktionell das Konstrukt der Moral im Gehirn zu verorten ist (Declerck et al. 2013). Das wirft wiederum die Frage auf, ob und inwieweit Moral naturalisiert werden kann. DeQuervain und Kollegen fanden 2004 in einem Vertrauensspiel heraus, dass z. B. der Akt der Bestrafung mit einer erhöhten Aktivität im dorsalen Striatum einhergeht und dass diese umso höher ist, wenn man viel dafür investiert. King-Casas et al. (2005) suchten in ihrer Studie nach neuronalen Korrelaten von Vertrauen und konnten diese ebenfalls im dorsalem Striatum verorten. Aber wie können wir nun Moral definieren, die sich offenbar an verschiedenen Orten im menschlichen Gehirn abbilden lässt?

2.4   Das Problem der Moral

Die Moral bezeichnet das sittliche Empfinden und Verhalten des Menschen. Bezogen auf die Gesellschaft stellt Moral die Gesamtheit von ethisch-sittlichen Normen, Grundsätzen und Werten dar, die das zwischenmenschliche Verhalten einer Gesellschaft regulieren, die von dieser als verbindlich akzeptiert werden. Laut Bernhard Williams (1929–2003) macht die Moral den Menschen glauben, dass es ohne Verpflichtungen nur Neigungen und ohne Freiwilligkeit nur Zwang geben könne (Williams 2011). Offenbar ist, dass Menschen nicht immer Regeln und Pflichten benötigen, um richtig zu handeln. Evolutionsbiologen und Neuroökonomen postulieren, dass unsere moralischen Dispositionen im Gehirn angelegt sind.

Charles Darwin (1809–1882) hingegen nahm an, dass sich beim zivilisierten Menschen die natürliche Auslese von der Wirkung der moralischen Prinzipien sogar verdrängen lässt und die natürliche Auslese so nicht mehr der alleinige Motor der Evolution ist. In seinem 1871 veröffentlichten Werk »Die Abstammung des Menschen und die sexuelle Selektion« schreibt er im fünften Kapitel »Über die Entwicklung der geistigen und moralischen Fähigkeiten während der Urzeit und der zivilisierten Zeiten«: »Der Vorteil, den disziplinierte Krieger vor undisziplinierten Horden haben, beruht hauptsächlich auf dem Vertrauen, das jeder einzelne zu seinem Gefährten hat. Gehorsam ist […] von höchstem Werte, denn jede Form von Regierung ist besser als gar keine. Selbstsüchtige und zänkische Menschen werden nicht zusammenhalten, und ohne Zusammenhalt kann nichts erreicht werden […] Die sozialen und moralischen Eigenschaften werden daher die Tendenz haben, langsam fortzuschreiten und sich über die Welt zu verbreiten« (Darwin 2012).

Für die Neurophilosophin Patricia Churchland (*1943) ist die Moral »anscheinend ein natürliches Phänomen«. Nach Ihrer Auffassung beruht die Moral weniger auf Regeln, sondern vielmehr auf Werten, die in unserem sozialen Bindungsverhalten begründet sind (Vašek 2017). Die britische Philosophin Elizabeth Anscombe (1919–2001) fand das Konzept moralischer Verpflichtung entbehrlich bis sogar schädlich und forderte die Moralphilosophen auf, erst nach einem angemessenen Konzept der Psychologen weitere Denkmodelle zu entwickeln.

2.4.1 Psychologische Grundlagen des Moralverständnisses

Neben den Philosophen haben vor allem Psychologen auf verschiedenen Gebieten versucht, sich dem Konstrukt der Moral zu nähern. Motivationspsychologisch kann zwischen moralischem, also prosozialem Handeln (z. B. helfen, teilen, schützen) aus Sympathie und Handeln aus normativer Pflicht unterschieden werden. Wichtig ist diese Entscheidung vor dem Hintergrund, dass antisoziale Menschen durchaus bei Sympathie prosozial handeln können, auch wenn diese die normativ intendierten Regeln nicht verinnerlicht haben. Die Internalisierung moralischer Normenerfolgt aus psychologischer Sicht durch Konditionierung, wird durch Identifikation und Beobachtung z. B. in der Wahl von Vorbildern und durch die familiäre Sozialisation sowie durch Peergroups vermittelt. Inwieweit bei einer Person moralische Werte ausgebildet sind, hängt vom Wissen über geltende Normen, vom Urteil über das, was moralisch geboten ist, vom normentsprechenden und abweichenden Verhalten und nicht zuletzt von den moralischen Gefühlen selbst ab. Entwicklungspsychologisch ist festzuhalten, dass sich die für richtig gehaltenen moralischen Normen, also das Urteil darüber, was gut und was böse, was gerecht und was ungerecht ist, im Laufe des Lebens eines Menschen verändern. Ebenso verändern sich die Begründungen für die geltenden Normen und auch die moralische Motivation. Mit Zunahme des Alters fließen in die Bewertung von Verfehlungen differenzierte Urteile über die Verantwortlichkeit mit ein und die Konsistenz zwischen moralischen Urteilen und moralischem Verhalten nimmt zu (Montada 2002). Bereits im Alter von vier Jahren wird vom Menschen ein angemessenes Verständnis moralischer Normen und rechtsanaloger Regelungen erworben. Das Verbot, andere zu schlagen oder zu bestehlen, kennen sogar schon Dreijährige (Nunner-Winkler 1998, Weyers et al. 2007).

Über die Entwicklung von Moral eines Menschen gibt es mehrere und viel diskutierte Modellvorstellungen, die man kennen sollte, wenn man mit psychisch kranken Rechtsbrechern arbeiten möchte. Die bekanntesten und am häufigsten rezipierten Theorien sind wohl die der Psychologen Jean Piaget (1896–1980) und Lawrence Kohlberg (1927–1987).

Piaget ging davon aus, dass die Moralentwicklung ein Prozess in der Kindheit ist, den alle durchlaufen und bei dem alle Menschen das gleiche Stadium moralischen Denkens erreichen. Er unterschied drei Stadien:

1. Stadium der heteronomen Moral (<7 bis 8 Jahren)
   In diesem Stadium nehmen Kinder an, dass die gesetzten Regeln unveränderbar sind, dass Gerechtigkeit und Strafe nur von Autoritäten abhängen und die Handlungsfolgen für die moralische Qualität einer Handlung entscheidend sind.
2. Phase des Übergangs (zwischen 7/8 bis 10 Jahren)
   In dieser Phase erkennen Kinder, dass Regeln von einer Gruppe aufgestellt werden und doch veränderbar sind. Sie legen zunehmend Wert auf Gerechtigkeit und Gleichberechtigung.

3. Stadium der autonomen Moral (ab 11 bis 12 Jahren)
Kinder entwickeln ein Verständnis darüber, dass Regeln als Ergebnis sozialer Interaktion veränderbar sind. Sie beurteilen Moral und Strafe unabhängig von Autoritäten und berücksichtigen bei moralischen Entscheidungen die Absicht der handelnden Person.

Kohlberg hingegen sah die Moralentwicklung als einen lebenslangen Prozess an und ging davon aus, dass sich die Menschen am Ende nur in der Stufe moralischen Denkens unterscheiden. Sein Modell besteht aus drei Niveaustufen, die wiederum in jeweils zwei Stufen unterteilt sind:

- Präkonventionelles Niveau des moralischen Urteils
  - Stufe 1: Orientierung an Strafe und Gehorsam
  - Stufe 2: Orientierung an Kosten-Nutzen und Reziprozität
- Konventionelles Niveau des moralischen Urteils
  - Stufe 3: Orientierung an wechselseitigen zwischenmenschlichen Erwartungen, Beziehungen und Übereinstimmungen (»gutes Kind«)
  - Stufe 4: Orientierung an sozialen Systemen und am Gewissen (»Recht und Ordnung«)
- Postkonventionelles Niveau des moralischen Urteils
  - Stufe 5: Orientierung an sozialen Verträgen oder an individuellen Rechten
  - Stufe 6: Orientierung an universellen ethischen Prinzipien

Beiden Modellen ist die Idee gemeinsam, dass moralisches Denken durch die zunehmende Fähigkeit zur Perspektivübernahme entsteht. Zudem verläuft die Moralentwicklung in unveränderlichen Stadien bzw. Stufen und universell gleich.

Darüber hinaus sind einige alternative Theorien entwickelt worden, die sich zum einen eher auf die Entwicklung des prosozialen Verhaltens beziehen oder zum anderen soziale Urteile als Maßstab eingeführt haben. So hat Elliot Turiel (*1938) 1983 in seiner Domänentheorie zwischen Entscheidungen bezüglich Moral (richtig, falsch), bezüglich Konvention (Sitten und Regeln) und persönlichen Präferenzen unterschieden (Eisenberg & Miller 1987, Turiel 1983). Carol Gilligan (*1936) hat eine an Gerechtigkeit orientierte männliche Moral in Abgrenzung zu einer an Fürsorge orientierten weiblichen Moral postuliert, die heute als am meisten umstritten gilt (1984).

Grundsätzlich existiert ein großes Wissen über die Entstehung von Moral, aber mehrere Aspekte geraten immer wieder in Kritik. Neuere Befunde legen nahe, dass unabhängig voneinander variierende Dimensionen der Moralentwicklung zu unterscheiden sind (Nummer-Winkler 2008). Ferner kann man nicht davon ausgehen, dass Menschen immer entsprechend ihres moralischen Wissens beziehungsweise ihrer moralischen Urteilskompetenz handeln. Durch das Urteilsniveau ist moralisches Handeln jedenfalls nicht festgelegt und nicht jeder Mensch, der unmoralisch handelt, ist antisozial. Deshalb versuchen Annahmen über moralische Emotionen und moralisches Handeln diesen Umstand genauer zu definieren.

Die psychoanalytische Moralkonzeption nach Freud geht davon aus, dass das Kind zu Beginn ganz von der Erfüllung der eigenen Bedürfnisse bestimmt ist. Erst nach und nach lernt es von den Eltern, die eigenen Bedürfnisse zu beherrschen. Unbeherrschte Bedürfnissewerden durch Affekte wie Schuld oder Scham sanktioniert und die elterlichen Werte und Normen werden als internalisiert in das Über-Ich übernommen (Freud 1990). Die lerntheoretischenModelle schließen sich dem Konzept der Bestrafung durch Schuld und Scham bei Übertretung moralischer Konventionen an. Laut Lerntheorie erfolgt durch wiederholte Bestrafung eine konditionierte Angstreaktion. Die aversiv erlebten Emotionen wie Schuld und Scham werden daraufhin vermieden, da eine operante Konditionierung stattgefunden hat. Erst mit der Empathietheorie von Hoffmann (1975) wurden die kognitiven und emotionalen Grundlagen zusammengeführt, da diese affektive, kognitive und motivationale Komponenten integriert.

2.4.2 Moralphilosophische Betrachtungen

Die Normen einer sozialen Gruppe, d. h. einer Gesellschaft, lassen sich aus den o. g. kulturellen und/oder religiösenTraditionen ableiten, die das Miteinander von Menschen seit jeher strukturiert und reguliert haben. Sie stellen die Grundvoraussetzung für das Menschsein dar. Darauf aufbauend entstanden staatliche Gesetze, die durch die Gemeinschaft in Kraft gesetzt wurden. Ob und inwieweit Normen, die in diesem Prozess festgelegt wurden und werden, legitim sind, obliegt verschiedenen Anschauungen. Natürlich können Gesetze, die verbindliches positives Rechtdarstellen, gegen Natur- oder Menschenrechte von Teilen der Gesellschaft verstoßen. Außerdem können Gebote oder Gruppenregeln einer Gesellschaft von einer anderen als sittenwidrig abgelehnt werden (▶ Kap. 2.5). Beispielsweise übernimmt eine jede neue Generation einer Gesellschaft auf der einen Seite Gesetze der Älteren und stellt auf der anderen Seite tradierte Normen infrage (Hart 1971, Montada 2002). Die Kritik an der Legitimität von Normen hängt ganz entscheidend von deren ethischen Begründung ab. Die Moralphilosophie beschäftigt sich mit diesen Begründungen von richtigem und falschem Handeln und versucht, Antworten zu geben.

Das wohl anerkannteste Merkmal der philosophischen Ethik ist die Universalisierbarkeit einer Norm bzw. des Verfahrens der Erarbeitung von Normen (Singer 1975). Es hat durch Kant (1748–1804) im kategorischen Imperativ die wohl bekannteste Formulierung erfahren: »Handle so, dass die Maxime Deines Willens jederzeit zugleich als Prinzip einer allgemeinen Gesetzgebung gelten könne« (Kant 1945, S. 42, § 7 Grundgesetz der reinen praktischen Vernunft). Der kategorische Imperativ ist unabhängig von den daraus resultierenden Folgen anzuwenden, denn dieser zielt auf die Achtung der Interessen und Rechte anderer ab und sichert zu, dass ein jeder darauf zu achten hat. Ein Lügner z. B. behandelt andere Menschen bloß als Mittel und nicht als Zweck. Das ist für Kant nichts anderes als die »Wegwerfung und gleichsam Vernichtung seiner Menschenwürde«. Jede noch so kleine Notlüge ist ein Anschlag auf das ganz ethische Gebäude eines Staates. Lässt man auch nur eine Annahme zu, bricht alles zusammen. Kants berühmtestes Beispiel lässt deutlich werden, was die Konsequenzen dieses Handelns sein können: Ein Mann, der fürchtet, ermordet zu werden, flüchtet sich in das Haus seines besten Freundes. Plötzlich steht der potenzielle Mörder vor der Tür und fragt den besten Freund, ob der Mann anwesend sei. Folgt man Kant, muss der Freund auch in dieser Situation wahrhaftig, also mit einem »Ja« antworten, was rechtlich nicht haltbar ist (Kant 1797). Damit gilt der kategorische Imperativ, ohne auf die Konsequenzen zu achten, und ist keine empirische Erkenntnis. Er gilt a priori aus Vernunftgründen. Die Verbote zu töten, zu lügen usw. gelten, weil ohne sie kein Zusammenleben in sozialen Systemen möglich wäre. Dennoch gibt es Ausnahmesituationen, in denen diese allgemeinen Maximen nicht angewandt werden dürfen, und das bedarf einer guten Begründung (Gert 1983).

Demgegenüber haben Jeremy (1748–1832) und John (1806–1873) einen utilitaristischen Ansatz als Form einer zweckorientierten Ethik entwickelt und das empirische Kriterium der Maximierung des Gemeinwohls für die Etablierung von Normen vorgeschlagen. Die Maximierung des Gemeinwohls meint die Summe aller individuellen hedonistischen Folgen und kann anhand von Lust und Leid oder Nutzen und Kosten ermittelt werden. D. h., es geht nicht in erster Linie um die Richtigkeit der Handlung, sondern um die Folgen oder die Ergebnisse der Handlung. In der Weiterentwicklung des Utilitarismus ist wiederum das Universalisierbarkeitsprinzip der Gerechtigkeit integriert worden, das verhindern soll, dass die Maximierung des Gemeinwohls auf Kosten von Einzelnen einer sozialen Gruppe oder Minderheiten gehen soll. Vilfredo Pareto (1848–1923) forderte auf dieser Basis eine Wirtschaftsordnung, die niemanden schlechter stellen darf (Posner 1987).

In der Theorie der Gerechtigkeit geht es um die Konzeption einer sozialpolitischen Grundordnung, die auf dem Wert der Gleichheit beruht. John Rawls (1921–2002) war amerikanischer Philosoph und gilt als einer der wichtigsten Vertreter dieser Theorie des egalitären Liberalismus. Darin versucht Rawls, liberale und wohlfahrtsstaatliche Gedanken miteinander zu verknüpfen, und wendet sich damit gegen den Utilitarismus. Stattdessen beschreibt er zwei Grundsätze (Rawls 1979):

1. Jedermann soll gleiches Recht auf das umfangreichste System gleicher Grundfreiheiten haben, das mit dem gleichen System für alle anderen verträglich ist.
2. Soziale und wirtschaftliche Ungleichheitensind so zu gestalten, dass (a) vernünftigerweise zu erwarten ist, dass sie zu jedermanns Vorteil dienen, und (b) sie mit Positionen und Ämtern verbunden sind, die jedem offenstehen.

Die Diskurstheorien, die u. a. von Jürgen Habermas (*1929) entwickelt und vertreten wurden, wollen das Gute bzw. das Richtige nicht inhaltlich bestimmen, sondern basieren auf der Annahme, dass in einem idealen Diskurs das moralisch Richtige konsensuell gefunden wird. Für diesen Diskurs sind universalistisch begründete normative Voraussetzungen der Diskursteilnehmer und Verfahrensweisen definiert. Dazu gehören z. B. der Verzicht auf Herrschafts- und Autoritätsansprüche, die Beschränkung der Einflussnahme auf die Darlegung von Argumenten, die Verständigungsbereitschaft und Informiertheit der Teilnehmer, die in der Lage und bereit sein müssen, alle vorgetragenen Argumente und Optionen zu verstehen (Montada 2002).

Vor diesem Hintergrund lässt sich sagen, dass moralische Systeme ineinandergreifende Zusammenstellungen von Werten, Tugenden, Normen, Gebräuchen, Identitäten, Institutionen, Technologien und entwickelten psychischen Mechanismen sind. Diese wirken zusammen, um Selbstsucht zu unterdrücken oder zu regulieren und soziales Leben zu ermöglichen (Haidt 2010). Trotz einiger kultureller Unterschiede haben diese wohl universellen Charakter und sind in folgende Moralmodule einteilbar (Haidt & Joseph 2004):

- Leiden (Es ist gut, anderen zu helfen und ihnen nicht zu schaden)
- Gegenseitigkeit (dieses führt zu einem Sinn für Fairness)
- Rangordnung (Respekt vor Älteren und legitimen Autoritätspersonen)
- Bündnisse (Loyalität gegenüber der eigenen Gruppe)
- Reinheit (Lob der Sauberkeit, Vermeidung von Verunreinigung).

Bezogen darauf handelt nur der Mensch moralisch, welcher Werte und moralische Normen als wichtige Facetten seines Selbstbildes erworben hat und sich dazu emotional verhalten kann. Erst dann werden diese handlungsleitend. Damit ist moralisches Engagement auch im Längsschnitt des Lebens verlässlich, wenn es der persönlichen Identität entspricht, und kann kontextabhängig eingesetzt werden (Montada 2002).

2.5   Moral und Recht

Die Hauptaufgabe der Rechtsphilosophie ist die Klärung, was das Recht eigentlich ist, und hat ihre Anfänge in der Antike. Seitdem stehen sich zwei große Denkrichtungen, die die Voraussetzungen für eine Rechtsordnung definieren, gegenüber. Die Naturrechtstheorie geht von der Existenz eines von menschlichen Interessen und Idealen vorgegebenen, absolut geltenden Sittengesetzes aus (▶ Kap. 2.4.1). Die zweite Richtung, und zwar die des Rechtspositivismus, betrachtet Rechtsnorm und Rechtsordnung primär als empirische Gegebenheiten der sozialen Wirklichkeit. Dabei nehmen die Vertreter dieser Richtung eine begriffliche Trennung zwischen Recht und Moral vor. Ob eine bestimmte Norm mit gewissen moralischen Anforderungen übereinstimmt, erscheint ihnen für ihren Rechtscharakter unerheblich (Hoerster 2016). Wenn man allerdings Recht und Moral nicht miteinander in Beziehung setzen möchte, muss man sich als Rechtspositivist mit Begriffen wie Macht, Zwang und Gewalt auseinandersetzen, wobei innerhalb der Denkrichtung keine Einigkeit besteht. Drei Hauptvertreter dieser Richtung sind John Austin (1790–1859), Hans Kelsen (1881–1973) und H. L.A. Hart (*1907). Allen dreien gemeinsam war die Idee, zu der naturrechtlichmoralbehafteten Konzeption des Rechtsbegriffs eine konstruktive Alternative auszuarbeiten. Bei John Austin nahm der Begriff des Befehls in der Analyse des Rechtsbegriffs eine zentrale Rolle ein. Für ihn sind alle Rechtsnormen Befehle eines politischen Souveräns und Befehle sind mit einer Übelandrohung verbundene Willensäußerungen. Da unklar blieb, wie aus einem Befehl als eine rechtliche Verbindlichkeit ein Sollen abzuleiten ist, modifizierte Hans Kelsen die Befehlstheorie. Er schlussfolgerte, dass die Gültigkeit oder Verbindlichkeit einer Norm durch nichts anderes als eine weitere, höherrangige Norm begründet werden kann. So kam er zu dem Ergebnis einer höchsten, hierarchisch aufgebauten Rechtsordnung, die als ganze legitimierende Grundnorm gelten kann. Allerdings ist in seinem Denkmodell der Zwang zur Charakterisierung des Rechts nicht weniger wichtig. Hier richten sich die einzelnen Rechtsnormen nicht allgemein an den Bürger (indem sie ihm unter Androhung eines Zwangsaktes ein bestimmtes Verhalten abverlangen), sondern an die staatliche Amtsperson (indem sie ihr zum Vollzug eines Zwangsaktes ein Gebot oder eine Ermächtigung erteilen). H. L.A. Hart führt dazu aus, dass sich eine Rechtsordnung im Normalfall nur als System von zwei sehr unterschiedlichen Typen von Normen adäquat verstehen lässt. Es gibt für ihn die primären Normen, die jemanden zu etwas verpflichten und die sekundären Normen, die jemanden zu etwas Befugnis verleihen. An der Spitze steht in diesem System immer eine sekundäre Norm, die ein bestimmtes Organ zum Erlass weiterer Normen befugt oder ermächtigt. Diese höchste Norm einer Rechtsordnung gilt jedoch nicht Kraft einer vorausgesetzten Grundnorm wie bei John Austin, sondern einfach aus dem Grund, weil sie de facto innerhalb der betreffenden Gesellschaft von den Amtspersonen zur Regelung des Rechtslebens akzeptiert wird (Hoerster 2016).

2.6 Die Entwicklung und Funktion von strafrechtlicher Gesetzgebung

Auf die zuvor dargelegten religiösen und moralischen Vorstellungen über das Zusammenleben von Menschen hat sich geopolitisch verschieden die Gesetzgebung als weiteres Regulativ für menschliches Verhalten entwickelt. Die strafrechtliche Rechtsgeschichte in Deutschland nahm ihren Anfang im germanischen Strafrecht und war im eigentlichen Sinn ein Privatstrafrecht und ein Stammesrecht. Germanische Stammesrechte sind Rechtsaufzeichnungen in den germanischen Nachfolgereichen des Römischen Reiches von der Mitte des 5. Jahrhunderts bis ins 9. Jahrhundert. In den Germanischen Stammesrechten verschmolzen mit wechselndem Gewicht germanische, römische und christliche Rechtsvorstellungen, die auf moralischen Ansichten dieser Zeit basierten. Die Verschriftlichung dieser Gesetze war lückenhaft und hatte keine ubiquitäre Gültigkeit. Bis in das Mittelalter hinein bestimmten Fehden und Selbstjustiz die rechtliche Situation, Leibesstrafen und Folter waren zentrale Bestrafungsmöglichkeiten (▶ Kap. 4.4).

Mit dem Sachsenspiegel entstand zwischen 1220 und 1235 das sowohl älteste als auch bedeutendste Rechtsbuch des Mittelalters durch Eike (1180–1232). Auch dieser war eine private Rechtssammlung und stellte eine erste Grundlage für ein Strafrechtssystem, allerdings ohne Rechtsvereinheitlichung, dar.

Diese Situation änderte sich im 13. Jahrhundert mit der Rezeption des römischen Rechts. Dieses war systematisch geordnet und verwirklichte erstmals eine Rechtssicherheit. Rechte und Pflichten waren jedem Bürger bekannt und für alle gleich. Die Dinge waren klar geregelt, vorhersehbar und die Rechtsnormen von einer Beständigkeit, auf die sich der Bürger verlassen konnte. Hierdurch inspiriert entstand 1532 unter der Schirmherrschaft von Kaiser Karl V. die »Constitutio Criminalis Carolina« als erstes einheitliches Gesetzbuch auf dem Gebiet des Strafrechts für das Heilige Römische Reich deutscher Nation. In diesem Gesetzbuch wurden das materielle Strafrecht und das Strafprozessrecht gemeinsam geregelt. Wie weit dieses Recht von christlichen Anschauungen aber noch beeinflusst war, ist eindrücklich an der Rechtsgrundlage für die Hexenverfolgung zu sehen, die zu dieser Zeit ihren Höhepunkt erreichte und zuvor getroffene Regelungen moralisch deutlich abschwächte.

Erst Friedrich II. schaffte 1740 die Folter als Strafe endgültig ab und zeigte einen unverkennbar menschlicheren Zugang in der Bestrafung auf. Deshalb sprechen Rechtsphilosophen an dieser Stelle von »einer Humanisierung des Strafrechts«, die sich aus der Entwicklung der Aufklärung ergeben hat.

Für die weitere Ausformung und Gestaltung des Strafrechts war der Jurist Paul Johann Anselm von Feuerbach (1775–1833) von außerordentlicher Bedeutung. Grundlage seines Strafrechtsverständnisses war die Theorie der präventiven Wirkung von Strafe. Daraus ergab sich die Notwendigkeit, dass Gesetze allen bekannt und bestimmt sein müssen. Wenn man nicht weiß, wogegen man verstoßen kann, kann man auch nicht abschätzen, ob etwas erlaubt oder nicht erlaubt ist. Für Feuerbach galt: »Nullum crimen, nulla poena sine lege«. Noch immer ist dieses Gesetzlichkeitsprinzip bzw. der Gesetzlichkeitsgrundsatz verfassungsrechtlich in unserem aktuellen Strafgesetz verankert und eine große Errungenschaft für den Täterschutz.

Das Reichsstrafgesetzbuch (RStGB) wurde 1871 im deutschen Kaiserreich verkündet und ist das Vorläufergesetz für die Fassung des deutschen Strafgesetzbuches (StGB) in der Zeit bis zur Neubekanntmachung durch das Dritte Strafrechtsänderungsgesetz von 1953. Die Strafprozessordnung (StPO) trat 1879 in Kraft und ging dem StGB voraus. Das RStGB unterteilte die Straftaten in insgesamt drei Klassen. Es gab das Verbrechen, die Vergehen und die Übertretung. Die alte Bundesrepublik Deutschland übernahm 1949 diese Einteilung, wobei 1969 die Klasse der Übertretungen durch die Große Strafrechtsreform entfiel. Bagatelldelikte gelten seither entweder als strafbare Vergehen oder als Ordnungswidrigkeiten. Für Verbrechen konnte je nach Sachverhalt die Todesstrafe, Zuchthaus oder Festungshaft verhängt werden, für Vergehen Gefängnis und für Übertretungen in der Regel nur eine Geldstrafe oder kurzzeitige Haft. Die Änderungen während der Zeit des Nationalsozialismus wurden nach dem Zweiten

Weltkrieg im Rahmen der Entnazifizierung wieder vollständig entfernt. In der alten BRD wurde die Todesstrafe bereits 1949 abgeschafft, in der DDR kam es 1981 zur letzten Hinrichtung in Deutschland. 1987 wurde schließlich auch dort beschlossen, die Todesstrafe aus den Strafgesetzen zu streichen. Mit allen seinen Änderungen und Reformen wurde das StGB 1990 im Zuge der deutschen Wiedervereinigung zum gesamtdeutschen Strafrecht (Zillmann 2014).

3 Tun, was man tun muss, oder tun, was man will? Determinismus vs. Willensfreiheit

3.1 Historischer Diskurs über die Willensfreiheit

Die Frage nach dem freien Willen beschäftigt Menschen, solange es sie gibt. Hochwahrscheinlich sind Menschen auch die einzige Spezies, die sich darüber Gedanken machen kann. Für uns ist der Begriff der Freiheit einer der bedeutungsvollsten in unserem Menschenbild. Determinismus und Willensfreiheit sind dabei Anfang und Ende des Kontinuums und Ausgangspunkt für Kontroversen. Dass verschiedene Dinge miteinander interagieren, ohne voneinander getrennt zu sein, ist für den Menschen schwer auszuhalten. Alles bedarf einer genauen Diskussion. Das Entweder-oder bietet ein vermeintlich klareres Bild und lässt Kategorien und Grenzen erkennen. Aber ob wir nun vollständig durch die deterministische Natur physikalischer Gesetze oder von einem durch Gott auferlegten unausweichlichen Schicksal bestimmt werden, hat spannenderweise einen ähnlichen Ausgang (Libet 2013). Lüke, Meisinger und Souvignier betonen, dass die Frage nach der Freiheit des Menschen insbesondere seit dem Streit um die Interpretation verschiedener aktueller Befunde der Hirnforschung sowohl die wissenschaftliche als auch die nichtwissenschaftliche Öffentlichkeit bewegt hat (2007). Während sich Neurowissenschaftler erst mit den Möglichkeiten von Neurophysiologie und Bildgebung an dem Diskurs beteiligen, sind Philosophen von Beginn an mit diesem Dilemma beschäftigt. Die Verfechter einer existierenden Willensfreiheit werden Indeterministen und die, die Willensfreiheit ablehnen, Determinsten genannt. Nachfolgend soll ohne Anspruch auf Vollständigkeit ein kurzer historischer Abriss zeigen, wie die Willensfreiheit in der jeweiligen Zeit interpretiert worden ist.

Während es für Platon (427–347 v. Chr.) den Begriff des freien Willens noch gar nicht gab, unterschied bereits Aristoteles (384–322 v. Chr.) zwischen der Freiheit des Wollens und der Freiheit des Handelns. Für Platon war die vorrangige Aufgabe des Menschen, die drei Motivationskräfte der Seele zu harmonisieren. So waren Begierden, der Ehrgeiz und der rationale Wunsch aufeinander abzustimmen (Frede 2007). Aristoteles war davon überzeugt, dass nicht alles aus Notwendigkeit erfolgt und nur bestimmte Geschehnisse durch eine besondere Ursache zustande kommen. Die moralische Verantwortlichkeit ist die Regel, von der nur im Ausnahmezustand abgewichen werden darf, und dafür können nur konkrete entschuldigende Dinge in Frage kommen (Jedan 2007).

Die Stoa (ca. bis 300 v. Chr.) als eines der wirkungsmächtigsten philosophischen Lehrgebäude in der abendländischen Geschichte mit Vertretern wie Seneca und Marc Aurel (121–180) scheint mit ihrer Lehre von der lückenlosen und notwendigen Verkettung der Ursachen allen Geschehens einen eindeutigen Determinismus vertreten zu haben. Auf der anderen Seite entwickelte sie eine differenzierte Tugendethik und betonte die Verantwortung des Menschen für sein Handeln. Die Vertreter der Stoa pendelten so zwischen Schicksal und Verantwortung (Forschner 2007).

Thomas von Aquin (1224/25–1274) war der Meinung, dass der Schöpfer alles Geschaffene an seiner Kreativität teilhaben lässt und die Güte der Schöpfung im Wesentlichen darin liege, dass die Dinge eigene Tätigkeiten haben. Das bedeutet, dass alle Geschöpfe in irgendeiner Weise frei sind. Dabei ist die Freiheit nur ein Element innerhalb eines komplexeren Gefüges. Wirklich frei ist in Aquins Denksystem nur der Mensch, weil er erkennen kann, weil Wollen und Handeln in Freiheit einem Wesen nur dann zugeschrieben werden können, wenn es weiß, was es will und tut. Damit ist nicht der Wille selbst frei und auch nicht der Intellekt, sondern der Mensch als denkende und wollende Person (Nickl 2007).

Descartes (1596–1650) hat in seinem Werk zur Willensfreiheit unterschiedliche Aussagen getroffen. Grundsätzlich sah er Willensfreiheit aber als Verneinungsfreiheit. Der Mensch kann ein und dieselbe Sache wollen und nicht wollen, diese bejahen oder verneinen (Steinvorth 2007). Für ihn beruht die Erkenntnisfreiheit insbesondere auf dem individuellen Erkenntnisvermögen jedes Einzelnen, die durch die Selbsterfahrung erworben werden sollte. »Cogito ergo sum« als sein wohl berühmtester Satz dürfte dafürstehen.

Spinoza (1632–1677) formulierte seine Gedanken zur Willensfreiheit sehr klar, indem er sagte, dass es keine menschliche Freiheit des Willens gäbe. In seinem Denken existiert zwar der freie Wille, welcher jedoch von Ursachen bestimmt wird. Diese Ursachen haben bis zur Unendlichkeit wieder Ursachen zur Grundlage. Deshalb gibt es nichts Zufälliges. Alles existiert aus der Notwendigkeit der göttlichen Natur heraus. Die menschliche Freiheit ist endliche Freiheit, wird aber mit dieser Erkenntnis größer (Wiehl 2007).

Hume (1711–1776) war ein Vertreter des Kompatibilismus, d.h. er nahm an, dass der freie Wille mit dem Bild des klassischen Determinismus vereinbar ist. Zum einen konstatierte er, dass wir Menschen unter exakt gleichen inneren wie äußeren Bedingungen stets die gleiche Entscheidung treffen würden. Zum anderen gab es für Hume den freien Willen; ein Mensch kann sich bei Änderung seiner Wünsche, Bedürfnisse und Überzeugungen auch anders entscheiden (Pauen 2010). In seinem Werk »Eine Untersuchung über die Prinzipien der Moral« hält er im Kapitel »Über einige Wortstreitigkeiten« fest, dass alle Eigenschaften, die die Bezeichnung »Tugend« verdienen, und die Eigenschaften des Gleichmuts, der Geduld sowie der Selbstbeherrschung wenig oder gar nicht von der Wahl des Menschen abhängen (Hume 1984).

Kant (1724–1804) als akademischer Bürger der königlich preußischen Universität Königsberg interessierte sich vor allem für die eigentliche Bestimmung des Menschen. Er ging davon aus, dass der Mensch sowohl als Individuum als auch als Gattung zur Freiheit, d. h. zur moralischen und rechtlichen Selbstbestimmung bestimmt ist. Er verknüpfte seine Ideen von Freiheit mit moralischen Vorstellungen, die universell gültig sein sollen. So entstand der kategorische Imperativ, welcher lautet: »Handle nach der Maxime, die sich selbst zugleich zu allgemeinem Gesetz machen kann«. Damit ist der Imperativ erstens das einzig mögliche Pflichtprinzip, zweitens ein selbsterzeugter Fakt des Bewusstseins bzw. der praktischen Vernunft und drittens strukturelle Notwendigkeit, die sich aus der Idee einer vollständigen gesetzlichen Ordnung der moralischen Welt ergibt (▶ Kap. 2.4.2).

Hegel (1770–1831) gilt als ein Denker der Notwendigkeit und hat durch ein absolutes System der Philosophie versucht, alles in einem notwendig geschlossenen Ganzen einzufügen. Dennoch hat er sich Gedanken zum Freiheitsbegriff gemacht und ein System der Freiheit entwickelt, indem sich Freiheit und Notwendigkeit wie bei Kant nicht gegenseitig ausschließen, so wie Notwendigkeit und Unfreiheit nicht gleichgesetzt werden sollten. Hegel hat den Willensbegriff ausdifferenziert und hinsichtlich der Freiheit graduell abgestuft. Der Wille ist bei ihm die Intelligenz in ihrer höchsten Form. Der Wille ist an sich frei, wenngleich die verschiedenen Freiheitsgrade definiert werden müssen. Die höchste Form von Freiheit ist so diejenige, die mit der vernünftigen Notwendigkeit des Denkens in Übereinstimmung steht.

Während Martin Heidegger (1889–1976) das Wesen der Freiheit als Freisein in der Seinsverfassung des Menschen überhaupt definierte, setzte er es in Bezug zum Wesen der Wahrheit und der Geschichte. Freiheit und Dasein gehen so miteinander einher.

Jean-Paul Sartre (1905–1980) befindet hingegen, dass Bewusstsein und Wille eins sind. Freiheit liegt ähnlich wie bei Descartes in der Verneinung. Freiheit ergibt sich als ein kontinuierliches Entwerfen bzw. Wollen. Widerstand ist bei Sartre ein zentrales Element, ohne dass sich kein Wollen ergibt. Wer sich zu einer Widerstandshandlung entscheidet, ist für deren Folgen auch verantwortlich. Indem man wie die Deterministen die Freiheit leugnet, vollzieht sich schon die Freiheit zum Widerstand (Übersicht bei van der Heiden & Schneider 2007). Dass der Mensch dazu verurteilt ist, frei zu sein, thematisiert er in seinem berühmten Essay »Der Existentialismus ist ein Humanismus« aus dem Jahr 1946 (Sartre 2000). Kein Mensch kann sich auf eine wie auch immer geartete Instanz (Gott, Natur, Erziehung etc.) berufen, die er als Erklärung für sein Tun verantwortlich machen könnte. Der Einzelne bleibt immer Architekt seines eigenen Lebens und hat die volle Verantwortung für seine Entscheidungen und Taten zu tragen.

Karl Jaspers (1883–1969) war Vertreter der Existenzphilosophie und wollte vom Existentialismus Sartres klar unterschieden werden. In der »Existenzerhellung«, dem mittleren Band seines dreibändigen Hauptwerkes *Philosophie,* als auch in seinen Arbeiten zur Psychopathologie ist er immer wieder auf die Freiheit eingegangen. So ist ab der vierten Auflage der *Allgemeinen Psychopathologie* einer von sechs Buchteilen ganz der Bedeutung der Freiheit für das psychiatrische Verständnis des Menschen und der Krankheit gewidmet. Er befand, dass der Mensch in doppelter Weise zugänglich sei und zwar zum einen als Objekt der Forschung und zum anderen »als Existenz der aller Forschung unzugänglichen Freiheit«. Bei Jaspers folgt die Erkenntnis der Freiheit einem linearen Modell in insgesamt drei Schritten. Im ersten Schritt erfährt sich der Mensch als mögliche Existenz – als das Dasein, das sich selbst nicht genügt. Im zweiten

Schritt geschieht die Erhellung, in den Situationen als zunächst noch oder schon gedankliche Möglichkeiten zur existentiellen Verwirklichung. Der dritte Schritt liegt in der Überwindung der bloß gedanklichen Möglichkeit hin zum realen Wirklichkeitsvollzug, der das Wissen um Erhellung der subjektiven Wirklichkeit praktisch repräsentiert (Jacob & Thome 2003). In der »Einführung in die Philosophie« schreibt er in der Darstellung des Menschen: »Unserer Freiheit sind wir uns bewusst, wenn wir Ansprüche anerkennen. Es liegt an uns, ob wir sie erfüllen oder ihnen ausweichen. Wir können im Ernst nicht bestreiten, dass wir etwas entscheiden und damit über uns selbst entscheiden, und dass wir verantwortlich sind. Wer etwa versucht, das abzulehnen, kann konsequenterweise auch an andere Menschen keine Forderungen stellen. Als ein Angeklagter vor Gericht seine Unschuld damit begründete, dass er so geboren sei und nicht anders könne, daher nicht haftbar zu machen sei, antwortete der gutgelaunte Richter: das sei ebenso richtig wie die Auffassung vom Handeln des ihn strafenden Richters: nämlich auch dieser könne nicht anders, da er nun einmal so sei und notwendig nach den gegebenen Gesetzen so handeln müsse« (Jaspers 1953, S. 64–65).

Im Zuge des wissenschaftlichen Fortschritts wuchsen die technischen Möglichkeiten, philosophische Ideen beweisbarer zu machen. Damit begann das Zeitalter der Vermessung von Denkmodellen wie das des freien Willens (▶ Abb. 3.1). Vor molekulargenetischen und bildgebenden Techniken stand die elektrophysiologische Erfassung des Gehirns.

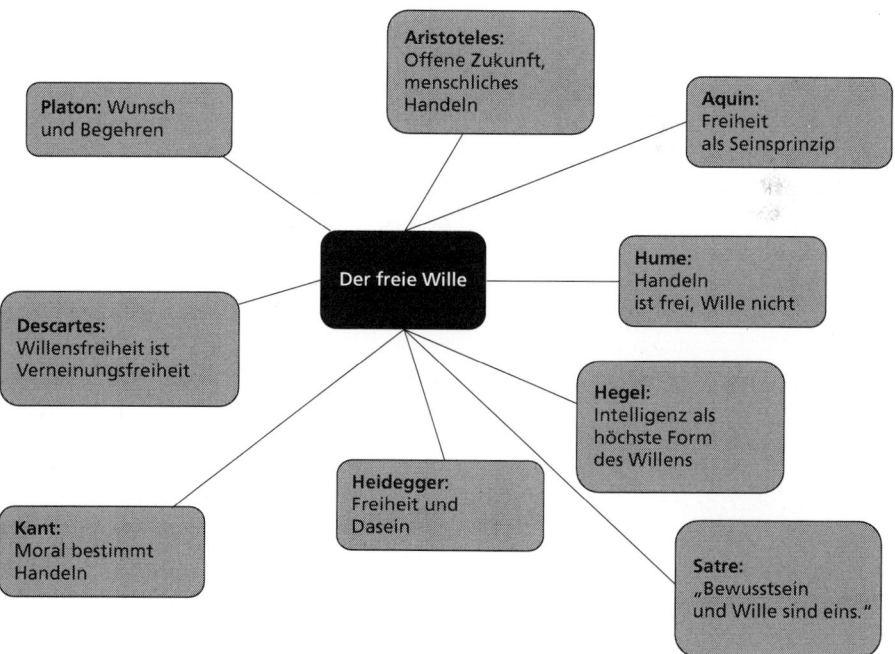

Abb. 3.1: Der freie Wille

3.2 Das Libet Experiment und seine Rezeption

1965 maßen Hans Kornhuber und Lüder Deecke Potentialänderungen am Gehirn für eine willkürliche Bewegung an der Kopfhaut (Kornhuber & Deecke 1965). Der Potentialanstieg ging der tatsächlichen Bewegung bis zu einer Sekunde und mehr voraus. Dieses Potential wurde Bereitschaftspotential (BP) genannt. Benjamin Libet (1916–2007) wollte die Frage, ob Willenshandlungen wirklich frei sind, experimentell beantworten und nutzte diese Vorarbeiten für seine Tests. Dafür waren zwei Voraussetzungen notwendig. Erstens sollte es keine äußere Kontrolle oder Hinweisreize geben, die das Auftreten oder Auftauchen der untersuchten Willenshandlung beeinflussen, d. h. sie sollte endogen verursacht sein. Zweitens sollte die Versuchsperson das Gefühl haben, dass sie die Handlung aus eigener Initiative tun wollte und dass sie einen Einfluss auf die Handlung, auf den Handlungszeitpunkt und darauf haben kann, ob sie überhaupt handelt (Libet 2013). Nach einigen Vorversuchen, in denen die Probanden eine Zuverlässigkeit von 20 ms zeigten, begann das Experiment, dass die Probanden plötzlich ihr Handgelenk schnippten, wann immer sie sich frei dazu entschlossen. Der Test wurde 40-mal wiederholt. Danach berichteten die Probanden die Uhrzeit, die mit dem einsetzenden Bewusstsein der Bewegungsabsicht verbunden war. Die Versuchspersonen wurden sich der Handlungsintention 350-400 ms nach Beginn des Bereitschaftspotentials bewusst, aber 200 ms vor der motorischen Handlung. Daraus schloss Benjamin Libet, dass der Willensprozess unbewusst eingeleitet wird, wobei die Bewusstseinsfunktion den Ausgang immer noch steuern kann, indem sie die Handlung durch ein Veto verbietet. Deshalb ist die Willensfreiheit nicht ausgeschlossen. Nach diesem Experiment kann zwar nicht die Willenshandlung eingeleitet, aber der Vollzug der Handlung gesteuert werden.

Die Ergebnisse des Experiments lösten eine hochkontroverse Debatte über mögliche Schlussfolgerungen über den freien Willen aus. Die inhaltliche Kritik der Philosophen ließ nicht lange auf sich warten und beharrte auf die philosophische Deutungshoheit, die Naturwissenschaftler nicht haben dürften. Sie bemängelten, dass überhaupt keine Entscheidung untersucht worden sei und gaben an, dass Handeln ausschließlich aus Gründen und nicht aus Ursachen resultieren würde. Gründe seien in diesem Experiment allerdings nicht untersucht worden. Für Neurophysiologen und Biologen wie Wolf Singer und Gerhard Roth waren die Interpretationen Libets nicht weitgehend genug. Aus ihrer Sicht war es nachvollziehbar, dass die zentralen kognitiven und willensbezogenen Fähigkeiten des Menschen im 18. und 19. Jahrhundert durch Unwissenheit über die naturalistischen Vorgänge auf eine immaterielle Seele bezogen wurden und das Libet eindeutig gezeigt hat, dass der freie Wille eine Illusion ist (Pauen & Roth 2008). Neben den inhaltlichen Kritiken gab es auch vielfach verfahrenstechnische Einwände wie z. B. gegen das Fehlen von Vergleichsmessungen bei Abwesenheit von Handlungen etc. Daher wurde von verschiedenen Forschern versucht, das Libet Experiment zu verfeinern und zu wiederholen, wobei die Frage, ob die Experimente den freien Willen widerlegen, bis heute offenblieb.

3.3 Verantwortung und Autorenschaft

Vor dieser insgesamt doch recht kontroversen Debatte um die Willensfreiheit ist für die forensische Psychiatrie nicht zwingend von Bedeutung, ob die Menschen »frei« sind, sondern vielmehr, dass es keinen wissenschaftlichen Grund gibt, Menschen nicht für Ihre Handlungen verantwortlich zu machen (Gazzaniga 2011). Verantwortlichkeit und die damit verbundene freie Willensentscheidung sind ein Vertrag zwischen mindestens zwei Menschen und nicht nur Eigenschaften des Gehirns oder ausschließlich philosophische Konstrukte. Gazzaniga (2011) stuft daher die Frage nach einem Determinismus als bedeutungslos ein. Die meisten Menschen können unabhängig von ihrem Geisteszustand Regeln befolgen, sodass die Hirnforschung die strafrechtliche Verantwortlichkeit nicht klären kann und hinter dieser zurückbleiben muss (Gazzaniga 2011, Kröber 2013a). Verantwortung bedeutet so die Möglichkeit, dass eine Person für die Folgen eigener oder fremder Handlungen Rechenschaft ablegen muss. Diese drückt sich u. a. darin aus, bereit und fähig zu sein, Antworten auf Fragen zu den Folgen einer Tat oder eines Ereignisses zu geben. Eine Grundvoraussetzung hierfür ist die Fähigkeit zu einer bewussten Entscheidung (Pauen 2010). Verantwortung und Verantwortlichkeit erwachsen demnach aus sozialer Interaktion, und so kann der Geist das Gehirn und das Gehirn den Geist steuern und Willensfreiheit wird ein Konstrukt aus der Interaktion von beidem (Gazzaniga 2011). Die Standardtheorie nach David Hume (1711–1776) besagt, dass Handlungen das Ergebnis eines inneren Antriebs der handelnden Person sind, denn ohne diesen Antrieb würde die Person nicht handeln. Dieser innere Antrieb nimmt allerdings erst dann den Charakter eines konkreten Wunsches an, wenn bestimmte (deskriptive) Überzeugungen hinzutreten (Nida-Rümelin 2001). Äußere, aber auch innere Bedingungen erlegen dem Handeln Strukturen auf. Ein Teil der inneren Bedingungen hat einen rationalen Charakter: Die Person akzeptiert einen bestimmten Handlungsgrund, und dieses äußert sich darin, dass sie ihre Handlungen entsprechend strukturiert. Die Gründe sind unabhängig von der subjektiven Verfassung der Person und auch unabhängig von der kollektiven subjektiven Verfassung von Personengruppen, seien es kulturelle, ethnische, nationale, religiöse oder andere kollektive Identitäten. Diese werden jedoch erst handlungsleitend, wenn sie als solche akzeptiert werden. Das Akzeptieren eines Grunds gehört zu den inneren Bedingungen, obwohl Gründe nicht Teil des subjektiven Zustands einer Person sind (Nida-Rümelin 2001). Handeln bringt (akzeptierte) Gründe zum Ausdruck. Sofern ein Verhalten bloße Neigungen zum Ausdruck bringt, es also nicht von Gründen gesteuert ist, hat es keinen Handlungscharakter. Viele Handlungen sind allerdings legitimerweise darauf gerichtet, bestimmte eigene Neigungen und Bedürfnisse zu befriedigen (Nida-Rümelin 2001). Daraus kann noch kein direkter Zusammenhang mit dem eigenen Vorteilsstreben konstruiert werden. Erst wenn Handlungsgründe interpersonell nicht mehr variabel sind, würde man ein antisoziales Verhalten konstatieren können. Gute Handlungsgründe sind aber immer variant, weil es keine allgemeingültigen praktischen Gründe gibt, obwohl diese differenziert und objektivistisch interpretiert werden sollten. Die Berücksichtigung eigener Neigungen und Interessen als gute Gründe ist mit einem objektivistischen Verständnis praktischer Gründe solange kompatibel, solange von zwei Parteien keine ausgenutzt und/oder geschädigt wird (Nida-Rümelin 2001).

Abschließend kann gesagt werden, dass jeder Mensch für seine Handlungen Autorenschaft und insbesondere Verantwortung trägt. Eine Entscheidung der Person markiert den Abschluss einer Abwägung und realisiert eine Handlung. Deshalb sind Entscheidungen notwendig frei.

Das Maß an Verantwortung geht dann zurück, wenn die Deliberation nur noch eine geringe Rolle spielt, wie etwa im Zustand der Trunkenheit oder während einer produktiv psychotischen Phase im Rahmen einer Schizophrenie. Psychiatrische Erkrankungen führen häufig zu einem übergroßen Verlust von Freiheitsgraden und der Mensch befindet sich nach Karl Jaspers in einer Grenzsituation, die mit großen Erschütterungen einhergeht. Wo der normale Mensch im Dasein gefestigt ist, erweist sich der pathologisch erlebende Mensch als unentschieden, unklar und schwankend. Er scheitert nach Jaspers mehr oder weniger in seinen Daseinssituationen. Im schlimmsten Fall kann der Mensch sein Dasein nicht mehr »zur Existenz bringen« oder er tut dieses in »verrückter«, übersteigerter Form. Das ist insofern kritisch, als dass in solchen Situationen gesellschaftlich eine Reflexion eingefordert wird und nicht mehr geleistet werden kann (Jacob &Thome 2003, Jaspers 1946). Wenn in diesem Zustand Straftaten begangen werden, stellt sich für den forensisch tätigen Psychiater die Frage, woher diese Gewalt und das Maß an Aggression gekommen sind.

Exkurs: Der Fall Abdelmalek Bayout – Mildere Strafen für Mörder mit »schlechten Genen?!«

Abdelmalek Bayout ersticht und tötet 2007 Walter Perez, nachdem Perez Bayout wegen dessen Augen Make-up beleidigt hatte. Bayout gab als Muslim an, dieses aus religiösen Gründen getragen und sich in seiner Ehre verletzt gefühlt zu haben. Für die Hauptverhandlung wurden insgesamt drei psychiatrische Gutachten erstellt, die zeigten, dass Bayout zum Zeitpunkt des Mordes psychisch krank gewesen sei. Der Richter folgte den Gutachtern und verurteilte Bayout zu neun Jahren und 2 Monaten Haft, etwa drei Jahre weniger als Bayout erhalten hätte, wenn man ihn für psychisch gesund gehalten hätte. Bei einer Berufungsverhandlung 2009 forderte der Richter die Gerichtsmediziner auf, ein neues unabhängiges psychiatrisches Gutachten anzufertigen. Der molekulare Neurowissenschaftler Pietro Pietrini von der Universität Pisa führte mit dem kognitiven Neurowissenschaftler Giuseppe Sartori von der Universität in Padua eine Reihe von Tests durch. Sie fanden schlussendlich Anomalien in den Hirnbild-Scans und in fünf Genen, die mit gewalttätigem Verhalten in Verbindung gebracht werden. Darunter auch Genvarianten des Monoaminooxidase-A Enzyms. In ihrem Gutachten kamen Pietrini und Sartori zu dem Ergebnis, dass Bayouts Gene ihn anfälliger für gewalttätiges Verhalten machten, wenn er provoziert würde. Auf der Grundalge des Gutachtens und des vorliegenden Gentests verringerte der Richter die Strafe um ein weiteres Jahr und argumentierte, dass die Gene des

Angeklagten ihn in Stresssituationen besonders aggressiv machen würden. Bei der Urteilsverkündung sagte der Richter, dass er die MAO-A Beweise besonders überzeugend fand (Feresin 2009). Die Folgen waren recht spannend, denn in den vergangenen fünf Jahren wurden in den USA bei etwa 200 Gerichtsfällen von der Verteidigung genetische Untersuchungen vorgelegt, um ein milderes Urteil zu begünstigen. In Großbritannien waren es im gleichen Zeitraum etwa 20 Fälle. Bis jetzt sahen sich die Richter nur in einigen wenigen Fallkonstellationen veranlasst, das Urteil wegen »schlechter Gene« zu mildern. Jedenfalls regt dieser Fall sehr zum Nachdenken an, denn ca. 90 % aller aggressiven Handlungen werden von Menschen mit einem Y-Chromosom begangen. Sollten deshalb Männer grundsätzlich milder als Frauen bestraft werden? Oder sollte es nicht vielmehr umgekehrt sein und Männer, die aufgrund ihrer Gene ihre Aggressionen nicht kontrollieren können, härter sanktioniert werden. Schließlich sind sie unverbesserlich »böse«.

3.4 Gewalt und Aggression

Sozialpsychologisch ist eine aggressive Handlung ein intendiertes Verhalten mit dem Ziel, anderen Menschen entweder körperlichen oder psychischen Schmerz zuzufügen (Aronson et al. 2004). Menschliche Aggression lässt sich anhand ihrer Funktion verlässlich in zwei Subtypen kategorisieren, und zwar in die *reaktive* und die *proaktive* AggressionAggression. Das Konzept der reaktiven Aggression baut auf der *Frustrations-Aggressions-Hypothese* auf und besagt, dass reaktive Aggression eine Erwiderung auf tatsächliche oder vermeintliche Provokation, Bedrohung oder Gefahr darstellt. Ferner zeichnet sich die reaktive Aggression durch Impulsivität, mangelhafte Kontrolle und eine erhöhte affektive Erregung aus (Berkowitz 1989, Dollard et al. 1939). Demgegenüber steht die proaktive Aggression, deren theoretische Wurzeln in der Lerntheorie Banduras (1973) liegen. Das aggressive Verhalten wird vorsätzlich und provoziert ausgeübt und insbesondere durch externe Verstärker (wie beispielsweise Ansehen oder Geld) mitbestimmt. Proaktive Aggression weist somit einen instrumentellen Charakter auf und geht mit hoher Kontrolle, geringer physischer Erregung, sowie mangelhafter Empathie einher (Conner et al. 2009, Kempes et al. 2005). Diese wird als ein Mittel für das Erreichen eines materialistischen oder sozialen Ziels eingesetzt. Durch das Erreichen dieser Ziele wird das gewalttätige Verhalten positiv verstärkt (Anderson & Bushman 2002). Elbert und Kollegen (2010) erweitern dieses Konstrukt um eine dritte Aggressionsform, die sogenannte appetitive Aggression. Appetitive Aggression ist definiert als schädigendes Verhalten mit dem Ziel, Vergnügen und Freude hinsichtlich der Gewalterfahrung oder Eigenschaften der Gewaltsituation, wie dem Kampf, zu erfahren (Weierstall & Elbert 2012). Sie gehen weiter davon aus, dass diese Form des aggressiven Verhaltens intrinsisch motiviert ist und die Gewalterfahrung somit als befriedigend wahrgenommen wird.

Philosophen und Neurowissenschaftler diskutieren seit langem außerordentlich kontrovers die Frage, ob Aggression ein angeborenes, den Instinkten entstammendes Phänomen ist oder ob ein solches Verhalten erlernt werden muss (Baron & Richardson 1994, Berkowitz 1993, Geen 1998). Bereits der englische Philosoph und Mathematiker Thomas Hobbes (1588–1679) hat in seinem richtungsweisenden Werk Leviathan, das erstmals 1651 erschien, die Ansicht vertreten, dass der Mensch von Natur aus roh und unmenschlich sei und nur durch Gesetze und Ordnungen der Gesellschaft gelenkt werden könne. Hobbes nannte das den natürlichen Instinkt zu Aggression (Hobbes 1970). Diametral entgegengesetzt zeigte sich die Sicht von Jean-Jacques Rousseau (1712–1778) in der Zeit der Aufklärung. Er sah im Menschen den edlen Wilden, eine Theorie, die er 1762 entwickelte. In diesem Konzept vertrat er die Ansicht, dass der Mensch von Natur aus eine sanfte Kreatur ist und eine restriktive Gesellschaft ihn dazu bringt, feindselig und aggressiv zu werden. Diese pessimistische Sichtweise wurde von Sigmund Freud (1856–1939) insofern übernommen, als dass er die psychoanalytische Theorie entwarf, in der der Mensch sowohl mit dem Lebenstrieb Eros und dem gleichstarken Todestrieb Thanatos geboren werde (Aronson et al. 2004).

Auf dieser Basis haben Ethologen und Biologen viele Tierexperimente durchgeführt, in denen sie die eine oder die andere Hypothese zu beweisen suchten. Der Biologe Zing Yang Kuo (1961) zog ein Rattenbaby und ein Katzenjunges in ein und demselben Käfig auf. Die Katze griff die Ratte nicht an und beide befreundeten sich. Als er der Katze die Möglichkeit gab, andere ihr fremde Ratten zu jagen und zu töten, tat sie das nicht. Somit blieb das gutartige Verhalten nicht nur auf die mit ihr zusammen aufgewachsene Ratte beschränkt, sondern wurde auf ihr fremde Ratten generalisiert. Dieses Experiment konnte zeigen, dass der Aggressionstrieb durch frühe Erfahrung gehemmt werden kann, aber nicht, dass aggressives Verhalten nicht auf Instinkten beruht. Andererseits wies der Evolutionsbiologe Irenäus Eibl-Eibesfeldt (1928-2018) 1963 in seinem Experiment nach, dass Ratten, die isoliert aufgezogen werden und ohne jegliche Kampferfahrung mit anderen Ratten sind, eine andere Ratte durchaus angreifen, wenn sie in den Käfig gesetzt werden. Außerdem benutzte diese Ratte die gleichen Droh- und Angriffsmuster wie die in der Gruppe aufgewachsenen Ratten. Damit wurde deutlich, dass aggressives Verhalten durch Erfahrung verändert werden kann, aber nicht erst erlernt werden muss. Der Verhaltensbiologe John Paul Scott (1927–1986) stellte diese These 1958 infrage und konstatierte, dass es kein angeborenes Bedürfnis zum Kampf gebe. Dieses entstehe nur, wenn es einen Stimulus von außen gebe. Das konnte der Zoologe Konrad Lorenz (1903–1989) wiederum 1966 anhand des Verhaltens von Buntbarschen der Spezies Chichliden widerlegen. Die männlichen Buntbarsche attackierten andere Männchen derselben Gattung, um ihr Revier abzustecken und zu verteidigen. In seinem normalen Habitat griff er weder das Weibchen noch Männchen anderer Arten an. Wurden aber alle anderen Männchen aus dem Habitat entfernt, griff er die Männchen der anderen Arten an. Wurden auch diese entfernt, griff er sein Weibchen an und tötete es. Richard Lore und Lori Schultz (1993) berichten, dass die große Verbreitung von Aggression unter Wirbeltieren starke Anhaltspunkte auf eine evolutionäre Entwicklung gibt, da diese schlicht für das Überleben wichtig ist. Gleichzeitig betonen sie die Tatsache, dass fast alle Lebewesen hemmende Mechanismen entwickelt haben, die es ihnen ermöglichen, Aggression zu unterdrücken, wenn es in ihrem Interesse ist, d. h. es besteht eine Wahl etwas zu tun oder nicht.

Aktuell besteht in der wissenschaftlichen Welt eine weitgehende Kongruenz mit den Überlegungen, die Lore und Schultz aus der Tierverhaltensforschung trafen. Allerdings hat die soziale Situation beim Menschen einen wesentlich größeren Stellenwert als bei den niederen Lebewesen, weil die menschliche Interaktion erheblich komplexer ist (Bandura 1973, Berkowitz 1968, Lysak et al. 1989). Berkowitz (1993) nahm an, dass der Mensch eine angeborene Tendenz zu haben scheint, auf bestimmte provokative Stimuli mit einem Gegenangriff zu reagieren. Ob die aggressive Handlung tatsächlich in die Tat umgesetzt wird oder nicht, ist von einem komplexen Zusammenspiel dieser angeborenen Neigungen, einer ganzen Reihe von angelernten hemmenden Mechanismen sowie der spezifischen sozialen Situation abhängig. Es gibt eine große Anzahl von Hinweisen, dass beim Menschen die angeborenen Verhaltensmuster veränderbar und ausgesprochen flexibel sind. Das drückt sich unter anderem darin aus, dass sich die menschlichen Kulturen in ihrem Ausmaß an Aggressivität fühlbar unterscheiden. Während in der europäischen Geschichte vielfach Kriege die Zeiten bestimmten, lebten einige »primitive« Stämme, wie z. B. die Lepchas in Sikkim, die Pygmäen in Zentralafrika und die Arapesh in Neuguinea in Frieden und Harmonie (Baron & Richardson 1994). Während 2012 in Amerika (beide Kontinente zusammen) 157.000 Morde verübt wurden, waren es in den Staaten der Europäischen Union lediglich 22.000, was u. a. durch die Verfügbarkeit von Waffen erklärt werden kann (UNODC 2014). Für die amerikanische Bevölkerung ist das Tragen von Waffen kulturell bedeutsamer als in fast allen anderen Staaten, wo es eher den Subkulturen vorbehalten ist, um sich von der eigentlichen Gesellschaft abzuheben (▶ Kap. 3.5).

Selbst innerhalb einer Kultur können sich ändernde soziale Umstände zu dramatischen Veränderungen führen. So lebten die Irokesen in Nordamerika jahrhundertelang in Frieden. Als im 17. Jahrhundert der Tauschhandel mit den gerade neu ankommenden Europäern begann, fing die Konkurrenz mit dem Nachbarstamm der Huronen an, da beide Stämme Tierfälle anboten. Aus einer Reihe von Streitigkeiten entwickelte sich ein Irokesen-Stamm, der zunehmend als kriegerisch wahrgenommen wurde (Hunt 1940). Im Süden Venezuelas leben die Yanomamö Indianer als »primitiver« Volksstamm, der von vornherein den Wert von Grausamkeit schätzt und von Generation zu Generation weitergibt. Schon mit der Geburt beginnt die Erziehung zur Grausamkeit. Es ist den Frauen des Stammes überlassen, ob und wie viele Töchter sie töten, weil Mädchen keine Krieger werden. Die dadurch entstehende Frauenknappheit wird durch Frauenraub untereinander ausgeglichen. So werden kriegerische Auseinandersetzungen zwischen Dörfern artifiziell aufrechterhalten und es besteht gewollt ein nie endender Krieg. Die Yanomamö erziehen ihre Kinder schon im Kleinkindalter zu Aggression, indem sie diese anfeuern und dann ermutigen, sich gegen die Eltern zu Wehr zu setzen. Die Kinder werden erzogen, selbst beim geringsten Anlass aggressiv zu reagieren und nicht etwa zu versuchen, ihre Wut zu zügeln oder zu kontrollieren. Der Vater spielt in diesem Erziehungsmodell die zentrale Rolle. Er lebt den Kindern nicht nur die Grausamkeit und Gewalt gegenüber seinen Feinden vor, sondern schlägt die eigene Frau vor den Augen der Kinder. So befinden sich diese in ständiger Übung und fangen an, sich mit ihrer Kriegerrolle zu identifizieren. Darüber hinaus kennen die Yanomamö aber auch ein beschützendes und freundschaftliches Miteinander. Männer schließen lebenslange Freundschaften. Ehefrauen werden von ihren Brüdern vor zu grausamen Übergriffen des Ehemannes beschützt. Dieses ausgeglichene Miteinander hält die Gesellschaft zusammen; die Verwundungen und die ständige psychische Belastung führen aber zu einem allgegenwärtigen Misstrauen fast jedem Menschen gegenüber (Chagnon 1968). Fünfzig Jahre nach diesen Beschreibungen von Chagnon sind diese Ergebnisse allerdings etwas zu relativieren.

Eine dritte Option des Zusammenlebens in Bezug auf Aggression leben die Hopi-Indianer, die im nordöstlichen Arizona siedeln. Der Volksstamm ist tief religiös. Die Indianer verbindet ein erdverbundener Glaube, in dem das Weibliche in der Kultur eine ganz wichtige Rolle spielt. In ihrer Erziehung sind körperliche Züchtigung und gewalttätige Auseinandersetzungen unüblich. Die Indianer bilden keine Krieger aus und führen keine Kriege, sondern verteidigen nur ihre Dörfer gegen feindliche Angriffe (Moergen 2001).

Alle Überlegungen zu Gewalt und Aggression haben Eingang in die Erforschung des neuronalen Netzwerkes von Aggression geführt. So scheint die reaktive Aggression auf ein Ungleichgewicht von unzureichender präfrontaler (orbitofrontaler [OFC], medial präfrontaler [MPFC], ventro- und dorsolateral präfrontaler ([VL-, DLPFC]) und anterior cingulärer (ACC) top-down Kontrolle und gesteigerter bottom-up Aktivität limbischer, d. h. emotionaler Regionen, zurückzuführen zu sein. Dabei bilden der Hippocampus und die Inselregion gemeinsam mit dem Amygdala-Hypothalamus-PAS (periaquäduktales Grau)-System, das die grundlegenden Reaktionen auf Bedrohung moduliert, das eigentliche Aggressionsnetzwerk (Nelson & Trainor 2007). Dieses Netzwerk ist in der Lage, die Aggressionen zu kontrollieren und kann Reaktionen auf Provokation modulieren. Es wird bei Reaktionen auf implizite und explizite Aggressionsreize aktiviert. Die reduzierte Funktion des präfrontalen Kortex ist dabei das am häufigsten replizierte zerebrale Korrelat aggressiven Verhaltens. Eine Metaanalyse von 43 Bildgebungsstudien von Individuen mit pathologischer Aggression zeigte Volumen- und Funktionsminderungen der o. g. zerebralen Regionen, wobei besonders der dorsolateral präfrontale Kortex eine Schlüsselrolle bei der Emotionsregulation und -verarbeitung spielen kann (Yang & Raine 2009). Im forensisch-psychiatrischen Kontext findet sich sowohl impulsives als auch aggressives Verhalten überzufällig bei Menschen mit psychiatrischen Erkrankungen wie z. B. der emotional-instabilen Persönlichkeitsstörung, der stoffgebundenen Abhängigkeit und der Schizophrenie. Krankheiten, die in der Hauptsache in einem Maßregelvollzug behandelt werden, aber Ende des 19. Jahrhunderts biologisiert und somit auch stigmatisiert wurden.

3.5 Das biologistische Verbrecherbild von Lambroso und die Folgen

Das eingangs beschriebene, bis hin zur Aufklärung gültige Menschenbild und die damit einhergehende Entwicklung der kriminologischen Wissenschaft im 19. Jahrhundert waren in ihrer Zeit sehr modern, da beide schon kriminologische, soziologische und psychologische Überlegungen integrierten. Als Reaktion darauf begann mit dem italienischen Arzt Cesare Lambroso (1835–1909), der ab 1876 den Lehrstuhl für Gerichtsmedizin und Hygiene und Toxikologie in Pavia innehatte, die Rückkehr zum Althergebrachten. Nachdem er 1872 »Genie und Wahnsinn« veröffentlichte, indem er bekannte Schriftsteller wie Kleist und Hölderlin als klinisch wahnsinnig beschrieb, publizierte er 1876 sein Werk »Der Verbrecher in anthropologischer, ärztlicher und juristischer Beziehung«. Beide Werke erschienen 1887 in deutscher Sprache und die anthropogenetische Beschreibung des Verbrechers wurde von vielen Wissenschaftlern enthusiastisch aufgenommen und rezipiert. Cesare Lambroso erweiterte die damals modernen phrenologischen Untersuchungen, die zwischen Schädelform und sozialem Verhalten Verbindungen konstatierten. Er beschrieb körperliche Merkmale, die Kriminelle von Normalbürgern unterscheiden würden. Dabei ging es um sichtbare und leicht messbare Äußerlichkeiten. »Diebe haben im Allgemeinen sehr bewegliche Gesichtszüge und Hände; ihr Auge ist klein, unruhig, oft schielend; die Brauen gefaltet und stoßen zusammen; die Nase ist krumm oder stumpf, der Bart spärlich, das Haar seltener dicht, die Stirn fast immer klein und fliehend, das Ohr oft henkelförmig abstehend. Die Mörder haben einen glasigen, eisigen, starren Blick, ihr Auge ist bisweilen blutunterlaufen. Die Nase ist groß, oft eine Adler- oder vielmehr Habichtnase; die Kiefer starkknochig, die Ohren lang, die Wangen breit, die Haare gekräuselt, voll und dunkel, der Bart oft spärlich, die Lippen dünn, die Zähne groß. Im Allgemeinen sind bei Verbrechern von Geburt an die Ohren henkelförmig, das Haupthaar voll, der Bart spärlich, die Stirnhöhlen gewölbt, die Kinnlade enorm, das Kinn viereckig oder hervorragend, die Backenknochen breit – kurz ein mongolischer und bisweilen negerähnlicher Typus vorhanden« (Lambroso 1894, zit. in Schneider 1974, S. 24). Auf diesen Erkenntnissen stützte er seine Hypothese, dass Verbrecher auf einer primitiven biologischen Entwicklungsstufe der »menschlichen Rasse« zurückgeblieben seien.

Der englische Gefängnisarzt Charles Goring (1870–1919) versuchte 1913 Lambrosos Ergebnisse zu reproduzieren und konnte aber keine signifikanten Unterschiede zwischen Experimental- und Kontrollgruppe finden. Kriminelle waren unwesentlich kleiner als Nichtkriminelle. Dennoch blieb auch er bei der genetisch bedingten Verderbtheit, obwohl seine Untersuchungen das nicht bestätigen konnten.

Hans Georg Kurella (1858–1916) war ebenfalls ein großer Anhänger der Lambroso-Thesen und schwärmte 1892 in seinem Werk »Cesare Lambroso und die Naturgeschichte des Verbrechers«: »Die Schädelanomalien bei Verbrechern sind so massenhaft, dass das Material sich kaum übersehen lässt. Man steht als

Anthropologe den Tatsachen mit einer gewissen Ratlosigkeit gegenüber, mit dem Gefühl, dass hier ein ungeheures Forschungsgebiet eben erst erschlossen ist« (Kurella 1892, S. 16).

Lino Ferriani (1856–1921) publizierte 1896 sein Buch »Minderjährige Verbrecher« und bemerkt darin, dass insbesondere Alkoholismus und Idiotie von den Vätern auf die Söhne übertragen werden. »Die vererbte Neigung zum Verbrechen, der Alkoholismus und Idiotie bilden die düstre Dreieinigkeit, der es nie zu viel wird, der Gesellschaft frühzeitige Verbrecher zu liefern« (Ferriani 1896, S. 212). Dabei geht er in seinen Zitationen deutlich weiter zurück und beruft sich auf Plutarch (45–125), nach dem Kinder müßiggängerischer und schlechter Menschen eine Fortpflanzung des eigenen Wesens ihrer Erzeuger sind. Außerdem bezieht er sich auf Lambroso und spricht von erblichem Hass, erblicher Rache und erblichem Mord (Ferriani 1896).

Die Grazer Schule der Kriminalbiologie ist untrennbar mit dem Begründer Hans Groß (1847–1915) verbunden. Dieser war nach seinem Studium der Rechtswissenschaften zunächst in Graz und später Strafrechtslehrer in Czernowitz. Zwar distanzierte er sich vom kriminalanthropologischen Ansatz Lambrosos, fokussierte sich aber auf Verhaltensweisen von Verbrechern, die seine Schüler übernahmen. Die Grazer Kriminalbiologen untersuchten nur männliche Strafgefangene in der Männerstrafanstalt Karlau. Dennoch nahmen sie auch Bezug auf weibliche Straftäter, indem sie die Typeneinteilung, die sie fanden, auch auf Frauen anwendeten. Sie bemerkten, dass die verbrecherische Frau doch kein eigener Typ neben den sonstigen kriminologischen Männertypen sei, »sondern auch innerhalb der weiblichen Kriminellen kehren die gleichen kriminologischen Haupttypen wieder« (Seelig & Weindler 1949, S. 21). Weiter stellten Seelig und Weindler (1949) fest: »Es erscheint nicht ausgeschlossen, dass bei den weiblichen Kriminellen mancher unserer Typen in seiner Bedeutung hervor- oder zurücktritt und vielleicht der eine oder andere Typ inhaltlich etwas erweitert werden muss: dies dürfte z. B. beim Typ des aggressiven Gewalttäters der Fall sein, der innerhalb der weiblichen Kriminalität sich zwar oft nicht in körperlichen Gewalttaten, sondern in – vielfach sehr hinterhältigen – sonstigen Angriffshandlungen äußert. Die Ähnlichkeit der innerpersönlichen Struktur ist gleichwohl unverkennbar: man wird daher bei diesem Typ im Bereich der Frauen allgemeiner vom ›Verbrecher aus Angriffssucht‹ sprechen können« (Seelig & Weindler, S. 22).

Nicht unerwähnt dürfen in diesem Zusammenhang die Überlegungen des deutschen Psychiaters Gustav Aschaffenburg (1866–1944) bleiben. Er war Assistent von Emil Kraepelin und ab 1906 der leitende Arzt der Irrenanstalt Lindenburg, der heutigen Universitätsklinik Köln. 1933 veröffentlichte er sein Hauptwerk »Das Verbrechen und seine Bekämpfung« als dritten Band der Bibliothek der Kriminalistik in der Carl Winters Universitätsbuchhandlung. In diesem schrieb er einerseits moderne aber andererseits sehr menschenverachtende und antisemitische Gedanken zum Umgang des Staates mit Rechtsbrechern nieder. »Die Gesellschaft ist dem Verbrecher gegenüber verantwortlich, weil sie einen Teil der Ursachen für die Verbrechen in sich trägt; sie kann sich der Aufgabe, diesen Ursachen nachzugehen und Abhilfe zu schaffen, wo es möglich ist, nicht entziehen« (Aschaffenburg 1933, S. 367). Diese Abhilfe sah er z. B. in der ungefragten Sterilisation, da »der Hauptgrund [...] darin liegt, dass Kinder aus entarteten Familien, wenn auch vielleicht nicht mit angeborenen kriminellen Neigungen ausgestattet, aber vielleicht körperlich und geistig minderwertig sind« (Aschaffenburg 1933, S. 151).

Der Arzt und Psychologe William Herbert Sheldon (1898–1977) entwickelte 1942 eine Konstitutionstypologie und teilte den Körperbau von Menschen in endomorph (adipös, weich, rund), mesomorph (muskulös, athletisch, stark) und ektomorph (dünn, groß, anfällig) ein. Ganz ähnlich konstituiert sich die Typenlehre des Psychiaters Ernst Kretschmer (1888–1964) aus, die nach wie vor in der allgemeinen Anatomie im Rahmen des Humanmedizinstudiums gelehrt wird. Seine Körpertypologie sieht die Einteilung in leptosom (dünn), pyknisch (adipös, stämmig) und athletisch vor. Kriminologen setzten die Typenlehre mit spezifischen Delikten in Verbindung. So spreche der mesomorphe Typ nach Sheldon für eine erhöhte Kriminalität. Der leptosome Typ nach Kretschmer wird für Diebstahl und Betrug verantwortlich gemacht, wohingegen der athletische Typ für Gewaltdelikte spreche. Allein der pyknische Typ sei wegen seiner guten sozialen Anpassungsfähigkeit in allen Deliktarten unterrepräsentiert (Lamnek 2018, S. 73).

In der empirischen Kriminologie wurden die Erklärungsansätze spätestens 1950 mit dem Labeling Approach verlassen und die Psychiatrie legte den althergebrachten und menschenverachtenden Diskurs 1975 mit der Psychiatrie Enquette ab, sodass diese keinen Eingang in die geltenden Kriminalitätstheorien fanden.

3.6 Die Kriminalitätstheorien

Die o. g. Überlegungen und Theorien zur Aggressionsgenese haben jedoch Eingang in die gängigen Kriminalitätstheorien bzw. in die Theorien des abweichenden Verhaltens gefunden, welche in personenbezogene und gesellschaftsbezogene Ansätze unterteilbar sind. Sowohl Soziologen als auch Juristen beschäftigen sich mit diesen Thesen. Sie versuchen, die Beziehung zwischen der Norm und der Abweichung genauer zu verstehen. Normen sollen Regeln für ein bewusstes Handeln, Vorschriften, Verhaltenserwartungen und -forderungen für immer wiederkehrende Situationen sein (Spittler 1967).

Um Normen noch exakter fassen zu können, muss zuerst menschliches Verhalten genauer betrachtet werden. Menschliches Verhalten wird als Trias verstanden, die sich aus der Motivation, der Situation und der Verhaltenserwartung potenzieller oder tatsächlicher Interaktionspartner zusammensetzt. So kann gleiches Verhalten konform oder nonkonform bzw. normabweichend sein, dennoch muss sich abweichendes Verhalten generell an der inter- oder intrakulturell gesetzten Norm orientieren. Abweichendes Verhalten schließt aber wesentlich mehr Verhaltensweisen als nur kriminelle ein. Wir haben in der Gesellschaft abweichendes Verhalten, das nicht kriminell ist, kriminelles Verhalten, das nicht als abweichend wahrgenommen wird sowie abweichendes und kriminelles Verhalten. Kriminelles und abweichendes Verhalten wird strafrechtlich sanktioniert und auch von allen Bürgern einer Gesellschaft als abweichend eingestuft (Lamnek 2018).

Die »klassischen« Ansätze abweichenden Verhaltens lassen sich allgemein in vier Kategorien einteilen (Lamnek 2018):

- Anomietheorien,
- Theorien der Subkultur und des Kulturkonflikts,
- Theorien des differentiellen Lernens,
- Theorien des Labeling Approach.

Die *Anomietheorie* ist ein Hypothesengerüst bzw. ein Netzwerk von aufeinander bezogenen Merkmalen und stellt somit einen Zustand fehlender und schwacher Regeln dar. Der eher philosophische Begriff wurde von Émile Durkheim (1858–1917) in die Soziologie eingeführt. Er benutzte den Begriff zur Erklärung sozialer Desintegrationserscheinungen im Gefolge von Arbeitsteilung (Lamnek 2018). Aufgrund von Arbeitsteilung kommt es zum Verlust von andauernden Beziehungen der Gesellschaftsmitglieder, die wiederum so ein gemeinsam funktionierendes Regelwerk verhindern. Èmile Durkheim ging davon aus, dass der Mensch keine natürlichen Grenzen seiner Bedürfnisse kennt und permanent in einem unbefriedigten Zustand lebt, da die Wünsche die vorhandenen Mittel zur ihrer Erfüllung übersteigen. Durch die Gesellschaft als anerkannte, äußere, moralische Macht geschieht eine Anpassung der Wünsche an realisierbare Möglichkeiten, wodurch dem unbefriedigten Zustand abgeholfen wird. Sozial instabilen Verhältnissen fehlt die Sicherheit über Inhalt und Ausmaß der Normgeltung, die für die Kanalisierung der menschlichen Bedürfnisse notwendig ist. So wirken sich die instabilen Verhältnisse auf die Normgeltung aus, so dass der Zustand der zuvor beschriebenen Anomie eintritt, die eine allgemeine Schwächung des Kollektivbewusstseins, der allgemein geteilten moralischen Überzeugungen und Handlungsmaxime zur Folge hat (Lamnek 2018). Diese Theorie ist von vielen Soziologen erweitert und adaptiert worden. Allgemein ist aber allen anomietheoretischen Konzeptionen gleich, dass diese in ihrer ätiologischen Orientierung bestrebt sind, deviante Verhaltensweisen als Anpassungsprozesse von Gesellschaftsmitgliedern an widersprüchliche Anforderungen seitens der Gesellschaft zu fassen. Diese Theorie ist in ihrer Erklärung soziologisch, weil gesamtgesellschaftliche Elemente als Ursachen für abweichendes Verhalten ausgewiesen werden (Lamnek 2018).

Die *Theorien der Subkultur und des Kulturkonflikts* haben ihren Ursprung in den USA, da dort massiv auftretende Probleme aufgrund von jugendlicher Bandenkriminalität deutlich früher als in den europäischen Ländern auftraten. So entwickelte die Chicagoer Schule einen Ansatz, der als Subkulturtheorie in die soziologische und kriminologische Literatur aufgenommen wurde und von vielen Forschern als Grundlage für neue, weiter gefasste Theorien gedient hat. Alle Subkulturtheorien abweichenden Verhaltens gehen aber gemeinsam davon aus, dass in komplexen Gesellschaften zwar bestimmte grundlegende Werte von allen Gesellschaftsmitgliedern geteilt werden. Jedoch etablieren sich wegen der Komplexität des Gesamtsystems kleinere soziale Gebilde wie kriminelle Banden, die wiederum von den gesamtgesellschaftlichen Normen abweichende entwickeln und praktizieren. Diese unterschiedlichen Normen beruhen auf sozialstrukturellen Bedingungen, die gesamtgesellschaftlich ungleich verteilt sind. Wenn zur Gesamtkultur divergente Normenentstehen, so entwickeln sich diese als Anpassungsprozesse an unterschiedliche soziale Bedingungen. In der Kontrakultur stellt sich auf der Verhaltensebene das Verhältnis von Subsystem zu kulturellem Gesamtsystem reziprok dar, wenngleich auf der Ebene der Normgenese zur Subkultur ein wichtiger Unterschied besteht: Die Normen der Kontrakultur werden in bewusster Ablehnung der Erwartungen der Gesamtgesellschaft entwickelt und befolgt, während in der Subkultur eine partielle Identifikation, mindestens aber eine Orientierung an den gesamtkulturellen Normen erfolgt. Zusammenfassend relativiert das Subkulturkonzept die Zuschreibung der Abweichung, soweit eine solche Definition normbezogen vorgenommen wird, weil eine Differenzierung in verschiedene Normsysteme empirisch feststellbar scheint (Lamnek 2018).

Die *Theorien des differentiellen Lernens* gehen davon aus, dass alle normalen und abweichenden Verhaltensweisen in sozialen Interaktionen erlernt werden. Dabei werden nicht nur die eigentlichen Verhaltensweisen kennengelernt und erlernt, sondern auch die Einstellungen, Motive und Rationalisierungen, die diese erst ermöglichen, hervorbringen bzw. rechtfertigen. Die Theorie der differentiellen Assoziation nach Sutherland hat als zentrale These, dass Personen dann delinquent werden, wenn Gesetzesverletzungen begünstigende Einstellungen gegenüber den Einstellungen, die Gesetzesübertretungen negativ bewerten, überwiegen. Die Theorie der differentiellen Verstärkung nach Burgess und Akers stellt die Prinzipien der operanten Konditionierung in den Vordergrund und postuliert, dass alles was verstärkend auf ein bestimmtes Verhalten wirkt, dieses auch wieder hervorruft. Die Neutralisierungsthese von Sykes und Matza hebt auf einzelne Techniken ab, die abweichendes Verhalten zur Folge haben können. Dazu gehören die Ablehnung von Verantwortung, Verneinung des Unrechts, Ablehnung des Opfers und die Berufung auf höhere Instanzen (Lamnek 2018).

Die *Theorien des Labeling Approach* haben keine rein ätiologische Grundlage, denn diese forschen nicht nach den Ursachen, sondern sehen abweichendes Verhalten als Zuschreibungsprozess des Attributes der Devianz zu bestimmten Verhaltensweisen im Rahmen von Interaktionen. Zudem beziehen die Vertreter dieses Ansatzes auch die Reaktionen auf das abweichende Verhalten mit ein. Es handelt sich um Etikettierungsansätze. Einem Universitätsprofessor wird man sofort glauben, dass er die Fahrkarte für den Bus vergessen habe. Einem Obdachlosen wird man zuschreiben, dass er immer ohne Fahrschein fährt, wobei es genau umgekehrt sein kann (Lamnek 2018).

Alle genannten Ansätze versuchen, abweichendes wie kriminelles Verhalten zu erklären, wobei allen Theorien gemein ist, dass sie sich auf ein sehr hohes Abstraktionsniveau begeben und daher nur bedingt in die Praxis transformierbar erscheinen. Dennoch haben sie es geschafft, die individualistische Perspektive durch eine gesamtgesellschaftliche zu ersetzen. Die empirische Bestätigung der einzelnen Theorien fehlt entweder oder hat kontroverse Ergebnisse geliefert. Allerdings kann man bei der forensisch-psychiatrischen Beurteilung des Einzelfalles sehr gut darauf zurückgreifen und ein individuelles Ursachengefüge formulieren. Das Wissen um die Kriminalitätstheorien ermöglicht bei der Begutachtung eines Straftäters eine fundierte idiographische Hypothese

4 Mein Gewissen ist rein, ich habe es nie gebraucht – Verbrechen und Schuld

4.1 Das Verbrechen

Thomas Hobbes (1588–1679) postulierte, dass wo es kein Gesetz gebe, auch keine Sünde sein könne. Dennoch ging er davon aus, dass das Naturgesetz von Anbeginn da ist und daher jede Übertretung immer für eine Sünde, d. h. ein Verbrechen, gehalten werden muss. Jeder Mensch weiß, dass man einem anderen das nicht antun sollte, was man selbst nicht erleiden will. Als ursächlich seien Verbrechen entweder aus einem Fehler des Verstandes, d. h. aus Unwissenheit, einer unrichtigen Schlussfolgerung, d. h. aus Irrtum, oder aus irgendeiner heftigen Leidenschaft erklärbar (1970).

Der Begriff des Verbrechens ist aus kriminologischer Sicht eine diffuse Sammelbezeichnung. Dem formellen oder legalistischen Verbrechensbegriff zufolge sind Verbrechen alle von strafrechtlichen Normen mit Strafe bedrohte Verhaltensweisen. Was genau ein Verbrechen ist und was nicht hängt stets von den jeweils in einer Gesellschaft geltenden Strafgesetzen ab, d. h. die Definition ist von den Wertevorstellungen und den moralischen Ansichten generell abhängig und unterliegt dem Wandel der Zeit. Nach dem natürlichen Verbrechensbegriff lassen sich Handlungen, die epochen- und kulturübergreifend als verwerflich angesehen werden, von solchen unterscheiden, die erst durch gesetzliche Regelungen als solche definiert werden. Den *delicta mala per se* (in sich schlechte Taten) stehen die *delicta mala quia prohibita* (schlicht verbotene Taten) gegenüber. Der soziologische Verbrechensbegriff stellt hingegen auf die Sozialschädlichkeit des Verhaltes ab und muss nicht zwingend strafrechtlich verfolgbar sein (Kunz & Singelnstein 2016). Die Tat und ihre Merkmale sind von dem Begriff des Verbrechens zu trennen. Des Weiteren sind die Begriffe der Tat, der Handlung und der Straftat juristisch voneinander abzugrenzen. Die Tat ist immer ein vollständiger Lebenssachverhalt. Eine Handlung stellt hingegen einen abtrennbaren Teil aus einem Lebenssachverhalt dar, womit sich beide Begrifflichkeiten auf Tatsachen beziehen. Eine Straftat meint hingegen die rechtliche Würdigung, einen sogenannten Tatbestand (Bendiek 2019). Eine jede Gesellschaft muss sich genau überlegen, wie diese mit Verbrechern umgehen möchte. Unschädlich machen, Rache nehmen oder resozialisieren – das sind die Möglichkeiten, die eine Gesellschaft im Umgang mit kriminellem Verhalten hat. Möchte eine Gesellschaft die öffentliche Sicherheit wahren, steht sie vor der Entscheidung, Gesetzgebung und Strafjustiz entweder am Gedanken der Vergeltung zu orientieren und das Individuum gemäß seiner Schuld zu bestrafen, oder am gesellschaftlichen Nutzen zu orientieren, indem sie den Verbrecher bzw. Täter so behandeln, dass es die bestmöglichen Folgen für die Gesellschaft hat (Gazzaniga 2011). Moderne Strafrechtssysteme trennen die Strafe als unmittelbare Antwort auf das Verbrechen und die Rehabilitation als nachfolgende Unterstützungsmaßnahme für soziale Wiedereingliederung in die Gesellschaft (Laws & Ward 2011). Strafe ist Bedürfnisbeschneidung in einem auf die Erfüllung menschlicher Bedürfnisse ausgerichteten sozialen Umfeld und zielt auf die Disziplinierung von Normabweichenden ab (▶ Kap. 4.2).

4.2 Die Strafe und ihre Funktion

Die Strafe ist eine Sanktion der Gesellschaft, die Tadel ausdrücken soll. Im rechtlichen Sinn versteht sich die Strafe als ein zentraler Begriff des Strafrechts. Eine Strafe erhält ein Mensch für sein eigenes, schuldhaftes, rechtswidriges, tatbestandmäßiges, vergangenes Handeln (Unterlassen oder Tun). In den Anfängen der Menschheit bestand die schlimmste Strafe, die man einem Stammesangehörigen antun konnte, nicht in der körperlichen, sondern in der sozialen Todesstrafe (Juraforum 2018). Die Ambivalenz zwischen Strafe und dem genauen Gegenteil sowie alltäglicher Praxis in Maßregelvollzügen/Gefängnissen und Segregation der Maßregelpatienten bzw. Häftlingen vom Alltagsleben zeigt die Spannweite der sozialen Folgen von Strafe. Diese reicht bis in die Anfänge des menschlichen Zusammenlebens zurück, wo bereits abweichendes Verhalten, welches nicht gewünscht war, sanktioniert wurde. Die Übelzufügung durch Strafe ist dabei durch die Übelzufügung der Täter veranlasst (Kunz & Singelnstein 2016). Darum spielt die Strafe eine doppelte Rolle. Einerseits soll sie Spiegelbild des Verbrechens, andererseits seine Übermächtigung sein (Foucault 2016). Die Ausübung der souveränen Gewalt in der Bestrafung der Verbrechen ist somit ein wesentlicher Teil der Justizverwaltung und hat eine rechtlich-politische Funktion. Es handelt sich um ein Zeremoniell zur Wiederherstellung der für einen Augenblick verletzten Souveränität eines Staates. Die Liturgie der Strafe muss die empathische Bejahung der jeweiligen Macht und ihrer inneren Überlegenheit zeigen (Foucault 2016).

Geschichtlich betrachtet hatte die Strafe im Mittelalter zum einen den Zweck, die Macht des jeweiligen Souveräns zu demonstrieren, und somit fand die Bestrafung öffentlich statt. Zum anderen musste diese besonders grausam sein, um den anderen Zweck, nämlich den der Abschreckung, zu erfüllen. Das hatte zur Folge, dass jeder Souverän einen eigenen Straf-Stil entwickelte, der weder etwas mit der Art noch der Schwere des Verbrechens zu tun hatte. Es war von besonderem Interesse, dass die Vollstreckung gleichsam auch eine zusätzliche Schande für den Verbrecher darstellen sollte. Tatsächlich war die Vollstreckung aber für die Justiz ebenso beschämend, denn es ist hässlich, straffällig zu sein und wenig ruhmvoll, strafen zu müssen. Dadurch hat sich zunehmend der Vollzug der Strafe von den

Richtern, den eigentlich Strafenden, distanziert und ist mit bürokratischer Ausstattung ein eigener Verwaltungsapparat geworden. Die Bestrafung fand nicht mehr öffentlich statt und der abschreckende Zweck trat in den Hintergrund. Vielmehr wurde der Zweck der Erziehung, der Besserung und des sog. Heilens in den Vordergrund gestellt. Dazu waren Reformen notwendig. Auf dem Weg von der Staatsform des Feudalismus in den Kapitalismus nahmen die Verbrechen an Gewaltsamkeit ab, die Intensität der Bestrafungen ließ nach, wobei ihre Häufigkeit deutlich anstieg. Durch die Milderung der Strafen, die nicht mehr in der Öffentlichkeit stattfanden, sollten sowohl die Schmerzen der Richter, der Zuschauenden und des Verbrechers selbst gemindert und die Herzensverhärtung und die Gewöhnung an Unmenschlichkeit vermieden werden. Der Kapitalismus als eine Staatsform der ökonomischen Zwänge, mit dem eine allgemeine Erhöhung des Lebensstandards, ein starkes Anwachsen der Bevölkerung und eine Vervielfältigung der Reichtümer und Güter einherging, führte zu einem anderen, eher auf Schutz der Güter ausgerichteten Sicherheitsbedürfnis. Es sank die Angst vor Gewalt und die Sorge um das eigene Hab und Gut stieg. Die Vorsichtsmaßnahmen, die damit einhergingen, wurden durch das ständige gefährliche Anwachsen der Kriminalität ergänzt. In der Tat kam es zu einer Verlagerung des Schwergewichtes von den Gewaltdelikten hin zu den Betrugsdelikten als Teil eines komplexen Mechanismus aus Produktionsentwicklung sowie rechtlicher und moralischer Aufwertung der Eigentumsbeziehungen. Es wurde mehr Wert auf präventive Maßnahmen wie strengere Überwachungsmethoden und bessere Erfassungs-, Ergreifungs- und Ermittlungstechniken gelegt. Diese Verschiebung der gesetzwidrigen Praktiken führte zur Ausweitung und Verfeinerung der Strafpraktiken. Damit begann eine andere Politik gegenüber den Gesetzwidrigkeiten. Das Strafsystem wurde zu einem Apparat zur differenzierten Behandlung der Gesetzwidrigkeiten und nicht wie früher zu ihrer globalen Unterdrückung. Das Recht der Strafe hat sich so von der Rache des Souveräns auf die Verteidigung der Gesellschaft verschoben. Der Bürger wurde mündig und hat mit den neuen Gesetzen der Gesellschaft auch das Gesetz angenommen, welches ihn zu strafen droht. Der kriminelle Bürger ist aus rechtlicher Sicht der Verbrecher, der den Vertrag gebrochen hat und gegenüber der Gesellschaft ein Feind geworden ist. Gleichzeitig beteiligt er sich an den Sanktionen der Gesellschaft, indem er die Strafe annimmt, die an ihm vollzogen wird. Strafe wurde zum Beschaffensein des Verbrechens ins Verhältnis gesetzt und richtete sich nach dem Einfluss der Vertragsverletzung auf die gesellschaftliche Ordnung. Zudem wurde Strafe auch an der möglichen Wiederholung des Verbrechens bemessen und zielte erstmals auf die Zukunft ab. Strafmaß hieß nun gerade so viel, um zu verhindern. Michel Foucault formulierte insgesamt sechs Hauptregeln, die das Strafmaß erfüllen sollten (Foucault 2016):

1. Regel der minimalen Quantität: Es geht um die Äquivalenz der Interessen, wobei die Vermeidung der Strafe etwas interessanter sein muss als das Risiko des Verbrechens selbst.
2. Regel der ausreichenden Idealität: Die Wirksamkeit der Strafe liegt nicht in ihrem möglichen Höchstmaß, sondern in der Vorstellung davon.

3. Regel der Nebenwirkungen: Die Strafe muss sich am stärksten bei jenen auswirken, welche die Untat nicht begangen haben.
4. Regel der vollkommenen Gewissheit: Die Gesetze, welche das Verbrechen definieren und die Strafen festsetzen, müssen jedem völlig klar sein. Dazu müssen die Gesetze veröffentlicht sein.
5. Regel der gemeinen Wahrheit: Die Feststellung des Verbrechens muss den allgemeinen Kriterien aller Wahrheit unterliegen. Das Gerichtsurteil muss in seinen Argumenten und Beweisen dem Urteil schlechthin entsprechen.
6. Regel der optimalen Spezifizierung: Alle Rechtsbrüche müssen so klassifiziert sein und in Arten vereinigt werden, dass keiner ausgelassen wird. Darum ist ein Strafgesetzbuch notwendig.

So ist strafende Vergeltung die Antwort auf ein gesellschaftlich relevantes Geschehen, während eine zweckfreie Vergeltung darin bestehen sollte, die Annahmen individueller Wahlfreiheit und Verantwortlichkeit zu bestätigen und so wenig wie möglich willkürlich zu sein (Kunz & Singelnstein 2016, Foucault 2016). Durch rehabilitative Maßnahmen soll sich der Straftäter wieder im geltenden Regelsystem der Gesellschaft zurechtfinden.

4.3 Die Straftheorien

Die Straftheorien sind ein Bindeglied zwischen den übergreifenden Welt- und Menschenbildern und den gegebenen strafrechtlichen Regelungen des Gesetzgebers (Bock 2013). Die Straftheorien beschäftigen sich also genauer mit der Frage »Warum gibt es die Kriminalstrafe und muss diese sein?«, d. h. sie befassen sich mit der Rechtmäßigkeit von Strafe. Damit bewirken sie einen Rechtfertigungsdruck, weil Strafe weitreichende Folgen in allen Bereichen der Gesellschaft hat. Nun kann die Antwort wie in den Kapiteln zuvor erläutert aus der rechts- und kultursoziologischen, aber auch aus der religionssoziologischen Perspektive getroffen werden. Seit dem Ende des 19. Jahrhunderts wird dem Strafrecht utilitaristisch eine soziale Zweckhaftigkeit unterstellt. Hörnle merkt jedoch an, dass es sich nicht um den Zweck, sondern eher um den Sinn einer Strafe handeln solle und schlägt vor, die Frage nach dem »Sinn der Strafe« in Teilfragen zu untergliedern, um eine möglichst präzise und konzise Antwort zu finden. Sie schlägt dazu folgende Fragen vor und differenziert zwischen den Begriffen Sinn und Zweck (2011):

1. Was ist der Zweck der strafgesetzlichen Normen?
2. Sind Strafnormen gegenüber Betroffenen legitim?
3. Welcher Sinn kommt strafgerichtlichen Verurteilungen zu?
4. Ist die Verhängung von Kriminalstrafe gegenüber den Bestraften legitim?

Trotz dieser Überlegungen hat sich in der deutschen Strafrechtswissenschaft die Aufteilung in die absoluten und relativen Straftheorien durchgesetzt. Die absoluten Straftheorien beruhen auf dem Schuldausgleich und der Wiederherstellung von Gerechtigkeit. So sind diese unabhängig von den gesellschaftlichen Effekten der Strafe zu sehen. Diese Theorien können in die Vergeltungs- und in die Sühnetheorie unterteilt werden. Die relativen Straftheorien sind an den Begriff der Prävention gebunden und sollen Straftaten in der Zukunft verhindern helfen. In den heute herrschenden Vereinigungstheorien gilt der Rechtsgüterschutz durch Prävention als der eigentliche Grund, der Schuldausgleich nur noch als Grenze der Strafe (Bock 2013). Unter Prävention werden zum einen z. B. gesetzliche Verbotstafeln und Sanktionsandrohungen sowie stattfindende Gerichtsverhandlungen gezählt, die die normative Ordnung der Gesellschaft aufrechterhalten sollen. Zum anderen zeigt sich die Nützlichkeit von Strafe nicht nur in der unmittelbaren Verhaltenssteuerung durch Unterbindung von abweichendem Tun, sondern auch in der Reproduktion von sozialen Wertvorstellungen. Das alles wird unter dem Begriff der Prävention zusammengefasst (Kunz & Singelnstein 2016). Die aus den Straftheorien bekannten präventiven Strafzwecke lassen sich tabellarisch wie folgt darstellen (Bock 2013):

Tab. 4.1: Präventive Strafzwecke nach Bock (2013)

Adressat	Art der Strafe	Ziel
Täter durch Spezialprävention	positiv	Resozialisierung und Erziehung
	negativ	Sicherung und Abschreckung des Individuums
Allgemeinheit durch Generalprävention	positiv	Stärkung des Rechtsbewusstseins
	negativ	Abschreckung potenzieller Täter

4.4 Die Konstrukte der Schuld

Der Begriff der Schuld wird in unterschiedlichen Zusammenhängen gebraucht und verschieden bewertet. So hat er in der Theologie eine andere Bedeutung als in der Evolutionsbiologie, in der Psychologie, der Philosophie und dem Strafrecht. Schuld ist ein Grundbegriff der meisten Religionen, die Bibel spricht von Erbsünde, diese ist ein zentrales Element des westlichen Christentums. Mea Culpa als Merkmal des Menschlichen wird theologisch ganz klar definiert. Schuld ist demnach das, was einer dem anderen schuldet im Sinne einer noch zu erbringenden Leistung wie Arbeit oder Geld und wird das Geschuldete genannt. Der Schaden, d. h. die Noxe, ist der durch eine Verfehlung angerichtete z. B. materielle Schaden. Das Vergehen besteht in dem objektivierbaren Verstoß gegen positive Rechtsnormen. Das Verschuldete ist das Verfehlen eines normativ vorgegebenen Handlungsziels von unbedingter Gültigkeit. Der Mensch kann und muss sich aus theologischer Sicht zu seiner Schuld verhalten, und das macht ihn in einem ihn moralisch qualifizierenden Sinn menschlich (Lüke 2015).

Die Evolutionsbiologen erklären einen Begriff nur dann, wenn dieser auf ihrem Gebiet Sinn macht. Ihre Erklärungen können sich naturgemäß nur auf die Deskription beschränken und so definieren sie Schuld als ein soziales Instrument und Regulativ im Beziehungsmanagement. Ebenso verhält es sich mit Schuldzuweisungen, die zur natürlichen Ausstattung des Menschen gehören und ihm ermöglichen, erfolgreich die soziale Umwelt zu navigieren. Als Hauptfunktionen lassen sich erkennen:

1. Die Absicherung eigener Investitionen und jener der Gruppe.
2. Die Reparatur gestörter Beziehungen durch einen neuerlichen Aufbau von Vertrauen.
3. Die Verbesserung des eigenen sozialen Status und die Etablierung von Rechten gegenüber einem »schuldig« Gewordenen.
4. Der Schutz der Integrität der Gruppe (Identität) und der Autonomie des Einzelnen (Interaktion und Intimität).

Solange diese vielfältigen Funktionen der Schuldfrage nicht durch andere soziale Instrumente ersetzt werden, werden sie sowohl zum Aufbau als auch zu deren Zerstörung eingesetzt werden können und führen so immer wieder zur Erneuerung einer Gesellschaft. Vor diesem Hintergrund ist Schuld ein machtvolles, für die Menschlichkeit von Gemeinschaften derzeit unabdingbares, aber auch bleibend ambivalentes, soziales Werkzeug (Sumser 2015; ▶ Abb. 4.1).

Die Arbeitsgemeinschaft für Methodik und Dokumentation in der Psychiatrie (AMDP) hat in der nun bereits 10. Auflage die Standardisierung und Operationalisierung des psychischen Befundes vorgenommen, welcher Vergleichbarkeit ermöglicht. In diesem Befund finden wir Schuldgefühle unter die Störungen der Affektivität subsumiert (2018). Laut der Affekttheorie von Krause hat ein Affekt, gleich welcher, eine physiologische, eine motivationale und eine expressive Komponente. Kommt die bewusste Wahrnehmung der körperlichen Korrelate hinzu, spricht man von einem Gefühl. Erst mit der sprachlichen Benennung und der impliziten Bewertung sowie der Wahrnehmung als inneres Bild wird Empathie möglich, d. h. eine Person bekommt Schuld, fühlt diese und handelt danach, z. B. in Form einer Entschuldigung (Sachse & Langens 2014).

Karl Jaspers (1883–1969) hat sich zur Schuldthematik moralisch wie politisch geäußert und nicht nur damit grundlegend zur wissenschaftlichen Entwicklung der Psychiatrie beigetragen. Nach dem Zusammenbruch des nationalsozialistischen Deutschlands hielt er im Winter 1945/46 an der Universität Heidelberg eine Vorlesung, die bald in Auszügen als *Die Schuldfrage* publiziert wurde. Diese wie seine anderen Schriften stellen eine eigenständige Form der europäischen Existenzphilosophie dar, die vielfach auch für die Forensische Psychiatrie von Bedeutung sind. Er postulierte in *Die Schuldfrage* die Unterscheidung in vier Schuldbegriffe, denen er eine Instanz und die Folgen zuordnete (Jaspers 2016):

1. Kriminelle Schuld: Verbrechen bestehen in objektiv nachweisbaren Handlungen
   Instanz: Gericht
   Folgen: Strafe
2. Politische Schuld: Handlungen des Staates
   Instanz: Wille des Siegers
   Folgen: Haftung und Wiedergutmachung
3. Moralische Schuld: Handlungen des Einzelnen
   Instanz: Gewissen
   Folgen: Buße und Erneuerung
4. Metaphysische Schuld: Solidarität zwischen Menschen als Menschen
   Instanz: Gott
   Folgen: Verwandlung des menschlichen Selbstbewusstseins vor Gott.

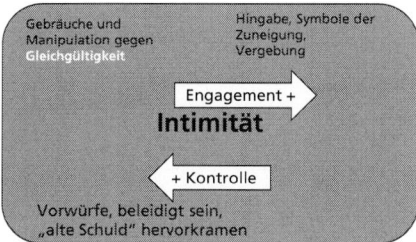

- **Schuld als Beziehungsmanagement**

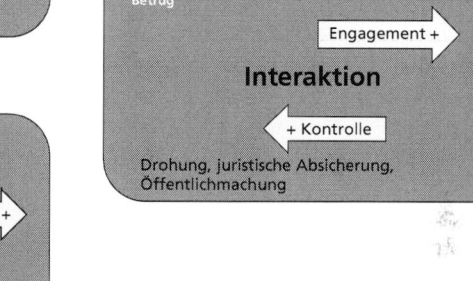

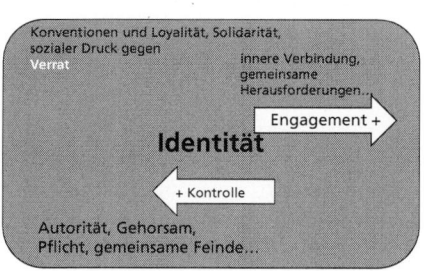

Abb. 4.1: Die evolutionsbiologische Perspektive von Schuld (Lüke Ulrich, Souvignier Georg (Hrsg.) Schuld – überholte Kategorie oder menschliches Existential? © 2015 Verlag Herder GmbH, Freiburg i. Br.)

Die moralische Schuld eines Täters darf indes weder im Gericht noch in der Behandlung eine Rolle spielen. Wenn ein Verbrechen begangen wurde, wird dieses durch den Richter Strafe finden. Aber nur dann, wenn der Richter den Schuldigen in seiner freien Willensbestimmung anerkennt. Hat das Gericht Zweifel daran, wird in der Regel ein Gutachten eingeholt, welches als Beweismittel zur Klärung der Frage, wie viel Schuld der Straftäter auf sich geladen hat, beitragen kann. Der Sachverständige hat sich vom Gericht leiten zu lassen, weil er als Beweisperson Gehilfe des Gerichts ist. Die Folgen, d. h. die Strafe, hängen vom

Ausmaß der Entschuldung zum Zeitpunkt der Tat ab, die der Richter anerkennt. Der aktuelle juristische Schuldbegriff wurde durch den Bundesgerichtshof 1952 definiert (BGH, 18-03.1962, Az.:GSSt 2/51). Darin heißt es:

> »Strafe setzt Schuld voraus. Schuld ist Vorwerfbarkeit. Mit dem Unwerturteil der Schuld wird dem Täter vorgeworfen, dass er sich nicht rechtmäßig verhalten habe, dass er sich für das Unrecht entschieden hat, obwohl er sich rechtmäßig verhalten, sich für das Recht hätte entscheiden können. Der innere Grund des Schuldvorwurfes liegt darin, dass der Mensch auf freie, verantwortliche, sittliche Selbstbestimmung angelegt und deshalb befähigt ist, sich für das Recht und gegen das Unrecht zu entscheiden, sein Verhalten nach den Normen des rechtlichen Sollens einzurichten und das rechtlich Verbotene zu vermeiden...«

Der strafrechtliche Schuldbegriff hat viele verschiedene Facetten der Diskussion hervorgerufen. Dennoch kann man insgesamt drei Bereiche voneinander unterscheiden: die Schuldidee, die Strafbegründungsschuld und die Strafmaßschuld. Die Schuldidee gibt eine Antwort auf die Frage, inwiefern es legitim ist, Strafe als Reaktion auf die Schuld des Täters zu verhängen. Die Strafbegründungsschuld klärt, ob in einem konkreten Fall eine Strafe verhängt werden kann. Die Strafmaßschuld beantwortet die Frage, welche Strafe in einem konkreten Fall verhängt werden kann (Erber-Schropp 2016). Um zu klären, wie viel Schuld ein Täter zum Tatzeitpunkt auf sich geladen hat, muss zunächst der Begriff der Schuldfähigkeit genauer erläutert werden.

4.5 Die Schuldfähigkeit

Wie im vorhergehenden Kapitel ausgeführt, geht der Gesetzgeber davon aus, dass jeder Mensch Autorenschaft für sein Handeln hat und jede Tat, die ein Mensch ausführt, diesem auch vorgeworfen werden kann. Der strafrechtliche Begriff der Schuld betrifft so die Frage der Vorwerfbarkeit der Tat, die wiederum Voraussetzung für die strafrechtliche Sanktion ist. Nun sind aber nicht alle Menschen, die etwas tun, schuldfähig. Schuldfähigkeit wird zunächst in Abhängigkeit von der Reife des Menschen, d. h. vom Alter abhängig gemacht, weil davon ausgegangen wird, dass es jungen Tätern an einem voll ausgebildeten Unrechtsbewusstsein fehlen kann. Paragraf 19 StGB besagt: »Schuldunfähig ist, wer bei Begehung der Tat noch nicht vierzehn Jahre alt ist.« Deshalb muss zwischen dem vierzehnten und dem siebzehnten Lebensjahr die Schuldfähigkeit durch einen Sachverständigen festgestellt werden. Diese setzt die sittliche und geistige Reife voraus, das Unrecht der Tat einzusehen. Aber selbst wenn das gegeben ist, kann die Einsicht, entsprechend zu handeln, noch eingeschränkt sein. Infolgedessen muss die sogenannte Verantwortungsreife ebenfalls durch einen Sachverständigen (§ 3 JGG) begutachtet werden. Sollten Einschränkungen bestehen, wird die Tat nach den Vorgaben des Jugendgerichtsgesetzes (JGG) geahndet. Auf Heranwachsende (18–20-Jährige) sind die zentralen Normen (aber nicht alle) des JGG nach Maßgabe des § 105 auch anwendbar. Zudem ist das JGG auch für Straftäter gedacht, die in verschiedenen Alters- und Reifestufen Taten begangen haben und die erste noch im Alter von 17 Jahren verübt worden ist. So können alle Taten, auch die nach dem 18. Lebensjahr nach Jugendstrafrecht verurteilt werden. Aus § 1 Abs. 2 JGG ergibt sich eine weitere Möglichkeit, das Jugendstrafrecht auch auf Erwachsene anzuwenden. Das geschieht, wenn zwischen der Tatbegehung und Strafverfahren ein entsprechend langer Zeitraum vergangen ist. Bei Erwachsenen kann Schuldunfähigkeit bei Vorliegen der Voraussetzungen des § 20 StGB gegeben sein. Der § 20 lautet: »Ohne Schuld handelt, wer bei Begehung der Tat wegen einer krankhaften seelischen Störung, wegen einer tiefgreifenden Bewusstseinsstörung oder wegen Schwachsinns oder einer schweren anderen seelischen Abartigkeit unfähig ist, das Unrecht der Tat einzusehen oder nach dieser Einsicht zu handeln.«

Paragraph 21 StGB regelt die Annahme der verminderten Schuldfähigkeit und besagt: »Ist die Fähigkeit des Täters, das Unrecht der Tat einzusehen oder nach dieser Einsicht zu handeln, aus einem der in § 20 bezeichneten Gründe bei Begehung der Tat erheblich vermindert, so kann die Strafe nach § 49 Abs. 1 gemildert werden.«

Unter das erste Eingangsmerkmal der *krankhaft seelischen Störung* werden normativ juristisch alle Krankheiten verstanden, bei denen nach früherer klassisch psychiatrischer Anschauung organische Ursachen bekannt oder vermutet werden. Dazu gehören die Demenzen, die Schizophrenien und z. B. die psychischen Folgeschäden von Alkohol- und Drogenkonsum. Mit der *tiefgreifenden Bewusstseinsstörung* meint der Gesetzgeber Bewusstseinsveränderungen, die bei Gesunden vorliegen und trotzdem eine Schuldminderung hervorrufen können. Hinzu können extreme Belastungs- und Bedrängungssituationen kommen, die massive affektive Belastung wie Angst, Zorn und/oder eine Gefühlsabstumpfung zur Folge haben. Das dritte Eingangsmerkmal des *Schwachsinns* betrifft alle Störungen der Intelligenz, die nicht auf nachweisbaren organischen Grundlagen beruhen. Das vierte Eingangsmerkmal der *schweren anderen seelischen Abartigkeit* ist ein Sammelbegriff. Hierzu gehören psychiatrisch neurotische Entwicklungen, Persönlichkeitsstörungen, sexuelle Verhaltensabweichungen oder Störungen der Impulskontrolle, wenn diese den Verhaltensspielraum des Täters derart einschränken, dass dieser zum Zeitpunkt der Tat nicht hätte anders handeln können.

Die Frage, ob zum Tatzeitpunkt eine psychiatrische Erkrankung vorlag, die unter eines der vier Eingangsmerkmale subsummiert werden kann und dann auch die Einsichts- und Steuerungsfähigkeit eingeschränkt hat, um eine Verminderung der Schuld annehmen zu können, muss der sachverständige Psychiater als Gehilfe des Gerichtes in dem in Deutschland geltenden dualistischen Rechtsfolgesystem beantworten (▶ Abb. 4.2). Einsichtsunfähigkeit liegt vor, wenn die kognitiven Funktionen nicht ausreichen, eine Einsicht in das Unrecht eines Handelns zu ermöglichen. Einsichtsunfähigkeit liegt z. B. bei Störungen der Intelligenz, bei Entzugssyndromen aber auch bei einer paranoid-halluzinatorischen Schizophrenie vor, wenn zum Zeitpunkt der Tat ein komplexes Wahnsystem mit zeitgleich vorkommenden Halluzinationen zu diagnostizieren ist. Der Begriff der Steuerungsfähigkeit ist ein viel und vor allem kontrovers diskutierter Begriff.

Wenn man Steuerungsfähigkeit als den Handlungsspielraum begreift, der dem Täter während der Tat zur Verfügung stand, sind auch die für den Handlungsentwurf notwendigen voluntativen Funktionen besser beurteilbar. Daraus ergibt sich, dass Steuerungsunfähigkeit immer dann vorliegt, wenn sich deutliche Einbußen der voluntativen Funktionen d. h. in der Willensbildung, finden lassen.

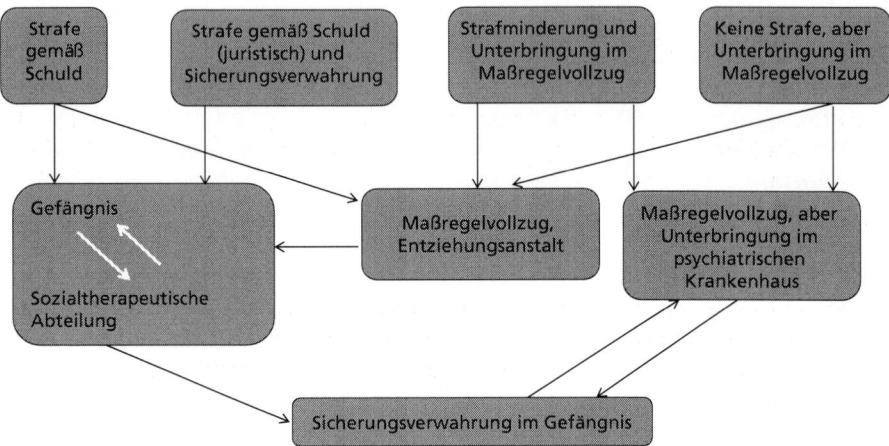

Abb. 4.2: Das dualistische Rechtsfolgesystem in Deutschland (Nedopil & Müller 2012; mit freundlicher Genehmigung des Thieme Verlags)

4.6 Die Begutachtung

Die Lehre von der Begutachtung hat in der Psychiatrie und insbesondere in der Forensischen Psychiatrie einen historisch gewachsenen, sehr hohen Stellenwert. Wenngleich die Entschuldung von psychisch kranken Straftätern bis in das Römische Reich zurückreicht, wurde erst weit über 1.000 Jahre später ein Arzt zur Entscheidungshilfe hinzugezogen. So empfahl Paolo Zacchia (1584–1659) als Leibarzt des Papstes und Berater der Rota Romana, des obersten Gerichtshofes der katholischen Kirche und des Kirchenstaates, bei bestimmten juristischen Verfahren Ärzte hinzuzuziehen (Lenckner 1972). Das ist medizinhistorisch betrachtet nicht weiter verwunderlich, da es vor dem Ende des 18. Jahrhunderts keine Psychiatrie im eigentlichen Sinn gab. Auch wenn sich einige Ärzte mit Geisteskrankheiten beschäftigten, gab es das Fach Psychiatrie ebenso wenig wie alle anderen medizinischen Fächer. Die Aussage eines irischen Mitglieds des britischen Unterhauses mag zeigen, wie es mit der Begutachtung und Behandlung von Geisteskranken 1817 aussah: »Es gibt nichts Schockierenderes als Idiotie in der Hütte eines irischen Landarbeiters... Werden ein kräftiger Mann oder eine Frau von den Beschwerden befallen, bleibt [den Familienmitgliedern] nichts anderes übrig, als ein Loch in den Boden der Hütte zu graben, nicht so tief, als daß ein Mensch aufrecht darin stehen könnte, mit einem Lattengerüst darüber, damit er nicht herausklettern kann. Das Loch ist ungefähr ein Meter fünfzig tief; dort hinein reichen sie dem bedauernswerten Wesen die Mahlzeit, und dort stirbt es im allgemeinen« (Letchworth 1889).

Die neuere Forschung zur Kriminologiegeschichte stellte aber ab dem 19. Jahrhundert eine zunehmende Dominanz der psychiatrischen Experten innerhalb des kriminologischen Diskurses fest, welcher zuvor fast ausschließlich von Juristen und Theologen, Strafvollzugspraktikern und Moralstatistikern geführt wurde. Gegen Ende des Jahrhunderts hatte sich das medizinisch-biologische Paradigma der Verbrechensauffassung weitgehend durchgesetzt (Becker 2002). Die Psychiater, die Kriminalitätstheorien entwickelten und kriminalpolitische Empfehlungen gaben, hatten auf zwei Gebieten erste Erfahrungen mit Straftätern gemacht: Zum einen waren sie nun als forensische Sachverständige regelhaft bei der Beurteilung der Zurechnungsfähigkeit eines Täters dabei und zum anderen behandelten und verwahrten sie als Anstaltsärzte unzurechnungsfähige Rechtsbrecher und psychisch erkrankte Straftäter. Die Deutungsmacht der Psychiater wurde derart groß, dass das Monopol der Fachjuristen bedroht schien. Die Frühphase des forensisch-psychiatrischen Gutachtenwesens war vor allem dadurch gekennzeichnet, dass die Gerichte auf ortsansässige Fachleute zurückgriffen. Das konnte der Irrenarzt einer nahegelegenen Anstalt oder in Universitätsstädten ein Medizinprofessor sein. In erster Linie war es jedoch der örtlich zuständige Kreisphysikus, wie es auch in der »preußischen Criminal-Ordnung« von 1805 vorgesehen war. Wenn Zweifel an der fachlichen Qualität eines Gutachtens aufkamen, konnte das Gericht ein Obergutachten von den »Medicinal-Collegien« einholen, die als beratende Organe den Oberpräsidenten der Provinzen zugeordnet waren. Als höchste Instanz kam die beim Ministerium der geistlichen, in »Unterrichts- und Medicinal-Angelegenheiten« zuständigen und in Berlin angesiedelten »Wissenschaftliche Deputation für das Medicinalwesen« infrage.

Nach der Reichsgründung wurde mit der 1879 in Kraft getretenen Reichsstrafprozessordnung die forensische Sachverständigentätigkeit auf eine neue Grundlage gestellt. Hier fand erstmals der § 81 Erwähnung, der es ermöglichte, den Angeschuldigten bis zu einer Dauer von sechs Wochen in einer Irrenanstalt zu beobachten. Damit war der Grundstein für eine forensische Psychiatrie gelegt und die Anzahl der Untergebrachten wuchs immens. 1909–1911 wurden insgesamt 1815 Beobachtungsfälle gezählt. Nach der Jahrhundertwende kam es durch die preußische Medizinalreform zu einer weiteren Konkretisierung des forensisch-psychiatrischen Gutachtenwesens. So wurden 15 Gerichtsarztstellen eingerichtet, allein vier in Berlin. Es entstanden an den Universitäten für das Fach Gerichtliche Medizin eigene Institute und im Jahr 1905 wurde als wissenschaftliche und standespolitische Vereinigung die »Deutsche Gesellschaft für Gerichtliche Medizin« gegründet. Durch den Ausbau der Gerichtsmedizin und der steigenden Anzahl der Gerichtsgutachter wurde von der Anordnung des § 81 zunehmend weniger Gebrauch gemacht. Nun begutachteten nicht mehr die Anstaltsleiter, sondern die Gerichtsgutachter die Straftäter. Im Gegensatz zu den Irrenärzten waren die sog. Justiz-Mediziner wenig geneigt, die für eine Heilanstaltsunterbringung ungeeigneten Täter für schuldfähig zu erklären und diese so dem Strafvollzug zuzuführen. So kam es zur Fehleinweisungen und einer massiven Überbelegung. In der Folge sprach sich der preußische Innenminister 1908 dafür aus, dass nur noch exkulpierte Täter mit einer starken Neigung zu Gesetzesverletzungen zu internieren seien. Die Anstaltspsychiatrie tat sich zunehmend schwerer mit den forensischen Aufgaben und die therapeutisch orientierten Irrenärzte des 19. Jahrhunderts waren bemüht, das ihren Anstalten anhaftende Zuchthaus-Image abzulegen (Müller 2004). Phänomene, die sich bis in die heutige Zeit nur wenig verändert haben. Mit der Einführung der Maßregeln der Sicherung und Besserung spezialisierte sich die Begutachtung von Rechtsbrechern weiter (▶ Kap. 2.6).

Aktuell ist es so, dass der Gesetzgeber festlegt, welcher Straftäter für welche Straftat wie viel Strafe bekommt (▶ Kap. 4.2) und der Sachverständige gibt ein schriftliches und/oder mündliches Gutachten als Beweismittel ab. So kann der Gesetzgeber in Form des Richters das Maß an Schuld festlegen. Damit müssen Gutachter (Nedopil & Müller 2012):

1. die Prinzipien juristischen Denkens, soweit sie für die Psychiatrie relevant sind, verstehen,
2. die Gesetze und Vorschriften kennen, die den Umgang mit den Patienten regeln und auch die Rechtsstellung psychisch Kranker beeinflussen, und
3. die Fähigkeit erwerben, den Gerichten ihr Fachwissen in einer Weise zu vermitteln, dass es von den Juristen angewandt werden kann.

Besonders wichtig ist es hier, dass der Arzt als Gutachter in keine Rollenkonfusion gerät, da er als Gutachter und nicht als Therapeut gefragt ist und ihm so keine Schweigepflicht gegenüber dem Gericht zukommt. Darüber hat er jeden zu Begutachtenden vor Beginn des Gutachtens detailliert aufzuklären und der zu Begutachtende hat so die Möglichkeit, die Begutachtung abzulehnen, denn in Deutschland kann der Arzt auch ein Gutachten nach Aktenlage erstellen, wenn ihm der Gesetzgeber dies erlaubt. Grundsätzlich muss der Gutachter sein Gutachten unparteiisch und nach bestem Wissen und Gewissen erstellen. Zudem darf er keinerlei Rechtsfragen beantworten. Dafür helfen zum einen die 2005 in einer interdisziplinären Arbeitsgruppe formulierten Mindeststandards für Schuldfähigkeitsgutachten und zum anderen die Mindestanforderungen für Prognosegutachten, die 2006 veröffentlicht wurden. Beide befinden sich derzeit, wiederum in einer interdisziplinären Konsensusgruppe, in Überarbeitung, um allen juristischen Neuerungen wie auch aktuell psychiatrisch/psychologischen Forschungsergebnissen Rechnung zu tragen (Boetticher et al. 2005, 2006).

Psychiatrische Gutachter werden im Strafrecht hauptsächlich zu Nachstehendem befragt Nedopil & Müller 2017):

- Voraussetzungen für die aufgehobene oder verminderte Schuldfähigkeit (§§ 20, 21 StGB),
- Reifebeurteilung von Jugendlichen und Heranwachsenden (§§ 3, 105 JGG),

- Rückfallprognose bei psychisch kranken Rechtsbrechern, die in eine Maßregel der Besserung und Sicherung eingewiesen oder aus ihr entlassen werden sollen (§§ 63, 64, 67d StGB),
- Rückfallprognose bei Strafgefangenen, wenn die – vorzeitige – Entlassung aus längeren, insbesondere lebenslangen Haftstrafen (§§ 57, 57a in Verbindung mit § 454 Abs. 2 StPO) erwogen wird,
- Rückfallprognosen bei Anordnung (§ 66 StGB), Fortdauer (§ 67d StGB), vorbehaltender Anordnung (§ 66a StGB) und nachträglicher Anordnung (§ 66b StGB) der Sicherungsverwahrung sowie der Entlassung aus ihr (§ 67d StGB),
- Glaubhaftigkeit von Zeugenaussagen,
- Voraussetzung von Zeugenaussagen nach dem Therapie-Unterbringungsgesetz (§ 1 Abs. 1.1 ThUG), insbesondere zum Vorliegen einer »psychischen Störung«,
- zur Durchführung und Zweckmäßigkeit sowie Alternativen eines individuell zu erstellenden Behandlungsplans (§ 66c, § 463a StPO),
- zur Erfordernis einer medizinischen Zwangsbehandlung im Rahmen einer Unterbringung nach § 63 StGB in Verbindung mit den Maßregelvollzugsgesetzen bzw. den Unterbringungsgesetzen (z. B. § 8a Nds. MVollzG).

Unabhängig davon muss ein Arzt in einem solchen Verfahren in der Lage sein, Gesundheit von Krankheit zu unterscheiden und auf psychiatrischem Fachgebiet in der Zeitachse alle Krankheiten zu diagnostizieren, da es bei der Beurteilung der Schuldfähigkeit nahezu ausschließlich um die Frage nach Krankheit in der Retrospektive geht. Daher muss ihm die Definition von Gesundheit und Krankheit und wie man diese auf forensisch-psychiatrischem Gebiet anwendet, bekannt sein.

Gesundheit – so die WHO-Definition – ist ein Zustand des vollkommenen physischen, geistigen und sozialen Wohlbefindens. Schon die Formulierung vermittelt, dass es sich nicht um ein messbares, sondern um ein normatives Gut handelt, welches mehr ist als die Abwesenheit von Krankheit (Kickbusch 1999). Im Umkehrschluss muss Krankheit dann auch mehr als die Abwesenheit von Gesundheit sein, und daher gibt es eine große Vielfalt an Definitionen, die je nach medizinischem Fach variieren. Etymologisch ist der Begriff Krankheit abgeleitet von mittelhochdeutsch ›kranc‹ und war ursprünglich ein Wort für ›Schwäche‹ (Pfeiffer 2005). Medizinisch betrachtet, handelt es um eine definierbare Einheit typischer ätiologischer, morphologischer, symptomatischer, nosologisch beschreibbarer Erscheinungen, die als eine bestimmte Erkrankung verstanden wird. Im Bereich der psychischen Beschwerden wird in der Fachsprache auch die Bezeichnung der psychischen Störung benutzt (Margraf & Müller-Spahn 2009). Dem in der Therapie und in der Begutachtung tätigen Psychiater/Psychologen stehen die geltenden Klassifikationssysteme der Weltgesundheitsorganisation (WHO, ICD-11) und der American Psychiatric Association (APA, DSM-5) zur Verfügung. Beide erlauben es, operationalisiert, multiaxial und unter Verwendung des Komorbiditätskonzeptes Diagnosen auf deskriptiver Ebene zu erstellen, die weltweit gleich interpretiert werden können.

Die Forensische Psychiatrie birgt die Besonderheit in sich, dass zwischen einem medizinischen und einem juristischen Krankheitsbegriff unterschieden werden muss. Beide sind nicht deckungsgleich miteinander und stellen einen jungen Arzt oder Psychologen vor die Aufgabe, Krankheit in mehr als einer Kategorie zu denken. Obwohl der Gesetzgeber wiederholt versucht hat, sich der medizinischen Terminologie anzunähern, ist das bislang nur in Ansätzen gelungen. Während die Begutachtung dem dualistischen Rechtsfolgesystem in Deutschland folgt (▶ Kap. 4.6) und der Sachverständige so in der Lage sein muss, die medizinischen, psychiatrischen und psychologischen Sachverhalte normativ juristisch einzuordnen und in allgemein verständlicher Sprache darzulegen, helfen die Klassifikationssysteme erheblich beim Erstellen eines Gutachten und eines Behandlungs- und Wiedereingliederungsplans im Maßregelvollzug.

4.7 Die psychischen Erkrankungen

In diesem Kapitel werden die häufigsten Krankheitsbilder, mit denen der forensische Psychiater sowohl in der Begutachtung als auch in der Behandlung konfrontiert wird, hinsichtlich Definition, Epidemiologie, ätiologischen Faktoren und Behandlungsstrategien dargelegt. Hinzu kommen aktuelle Erkenntnisse, wie die jeweilige psychische Krankheit und kriminelles Verhaltenmiteinander agieren.

4.7.1 Demenzielle Erkrankungen

Der Begriff Demenz bezeichnet syndromal klinisch-neuropsychologische Defizite und psychiatrisch relevante Auffälligkeiten, denen verschiedene Ätiologien zugrundeliegen können. Im Gegensatz zur angeborenen Intelligenzminderung oder früh erworbenen organischen Syndromen handelt es sich hier um den Verlust eines vorher vorhandenen Leistungsvermögens. Die Demenz impliziert nicht automatisch eine irreversible Störung, da dementielle Syndrome im Rahmen behandelbarer Grunderkrankungen wie etwa bei einer Schilddrüsenerkrankung rückläufig sein können. In der ICD-10 (WHO 1993) werden vier Merkmale gefordert, um die Diagnose einer Demenz stellen zu können:

- Störung des Gedächtnisses,
- Beeinträchtigung mindestens eines weiteren neuropsychologischen Teilbereichs,
- dadurch bedingte alltagsrelevante Einschränkung der Lebensführung,
- bestehen der Symptomatik seit mindestens sechs Monaten (Hüll et al. 1999).

Zu den nicht-kognitiven Störungen zählen die Verminderung der Affektkontrolle und die Veränderung des Antriebs und Sozialverhaltens, die zu Einbußen im Alltag führen.

Mehr als die Hälfte aller dementiellen Syndrome wird durch eine *Alzheimer-Demenz (AD)* verursacht. Kennzeichnend sind hier der schleichende Beginn und die langsame Zunahme einer Kombination verschiedener neuropsychologischer Defizite, insbesondere von Merkfähigkeits- und Orientierungsstörungen. Oft werden bereits vor den kognitiven Defiziten von den Angehörigen diskrete Verhaltensänderungen in Form von nachlassender allgemeiner Aktivität, sozialem Rückzug sowie eine verminderte Sorgfalt berichtet. Es lassen sich klinisch eine frühe Form (Beginn vor dem 65. Lebensjahr) und eine spät einsetzende Form (jenseits der 65) unterscheiden. Psychiatrische Begleitsymptome treten bei Dreiviertel der Betroffenen gleich zu Beginn auf. Führend sind hier depressive Verstimmungen, die manchmal die Diagnosestellung verkomplizieren können. Hinzu kommen vermehrte Unruhe, optische Halluzinationen, Störungen des Schlaf-Wach-Rhythmus und eben aggressives Verhalten. Der klinische Verlauf beträgt bei einer Spannweite von zwei bis 15 Jahren im Mittel acht Jahre. Ätiologisch unterscheidet man genetisch bedingte von sporadisch auftretenden Formen mit dem Einhergehen einer charakteristischen ß-Amyloidbildung und einer neurofibrillären Degeneration auf histologischer Ebene.

Die zweithäufigste Demenzform ist die *vaskuläre Demenz*. Die neuropsychologischen Defizite sind entscheidend vom Zeitverlauf und der Lokalisation der Hirnschädigung abhängig. Somit bedeutet vaskuläre oder vaskulär assoziierte Demenz kein umschriebenes Krankheitsbild, beginnt in der Regel aber akut. Ursächlich ist in den meisten Fällen eine Mikroangiopathie, die progredient, meist asymmetrisch und irregulär verläuft.

Eine im forensisch-psychiatrischen Bereich wichtige dritte Form der Demenz ist *die frontotemporale Demenz (FTD)* oder *Mb. Pick*. Diese Erkrankung kommt 10–100-Mal seltener als die AD vor, das männliche Geschlecht überwiegt und die Atrophie des Frontalhirns ist frühzeitig durch bildgebende Verfahren sichtbar. Die Erkrankung beginnt zumeist vor dem 65. Lebensjahr und verläuft sehr variabel. Klinisch ist das zeitige Auftreten von Persönlichkeitsveränderungen und/oder Antriebstörungen hoch problematisch. Es beginnt fast regelhaft mit einer früh einsetzenden Vernachlässigung der persönlichen Angelegenheiten, mit sozial unangepassten Verhalten, Stereotypien und teilweise einer Tendenz, Nahrungsmittel, Zigaretten und Alkohol unkontrolliert zu konsumieren (Hyperoralität). Bei weiterem Fortschreiten findet sich eine Perserverationstendenz sowohl im Verhalten und in der Sprache, die bis zu einer Echolalie oder einem Mutismus gestört sein können. Ein großes Problem stellt in diesem Zusammenhang auch das Symptom der Hypersexualität dar, was durchaus deliktrelevant werden kann (Hüll et al. 1999).

Die Prävalenz von Demenzerkrankungen beläuft sich aktuell auf 46,8 Millionen Menschen weltweit (Statistica 2019). Laut Alzheimer Stiftung leben in Deutschland aktuell 1,7 Millionen Menschen mit einer Demenz und es kommen jährlich ca. 300.000 Neuerkrankungen hinzu. Diese Erkrankung stellt die dritthäufigste Todesursache bei Frauen dar; bei Männern ist es die siebthäufigste (Deutsche Alzheimer Gesellschaft e. V. 2018).

Eigentlich sind ältere Menschen mit einer dementiellen Symptomatik eher Opfer als Täter von Gewalt. Besonders gefährdet sind sie, wenn die eigene Familie die vollumfängliche Betreuung übernommen hat. Bereits eine einmalige Störung der täglichen Routine und/oder die erhöhte Stressbelastung der Pflegenden kann ausreichen, damit es zu vernachlässigendem und missbräuchlichem Verhalten gegenüber der zu pflegenden Person kommt (Pickering et al. 2019). Dennoch ist der Zusammenhang zwischen Demenz und Kriminalität ein immanenter. Menschen mit einer Demenz begehen gehäuft Gewaltdelikte bis hin zur Tötung eines Menschen (Cipriani et al. 2016). In forensisch-psychiatrischen Kliniken haben ca. 0,9 % der Patienten eine Demenz; das Deliktspektrum reicht von einfachem Ladendiebstahl bis zu Gewaltdelikten unter zusätzlichem Alkoholeinfluss (Kim et al. 2011). Angeklagte, die wegen fehlender Prozessfähigkeit in einer Klinik aufgenommen werden, weisen überzufällig häufig eine dementielle Erkrankung auf, die erstmals diagnostiziert wird, und erreichen im Verlauf ihrer Behandlung die Prozessfähigkeit nicht mehr (Bartos et al. 2017). Die Kriminalitätsbelastung ist besonders gut für die Betroffenen mit einer frontotemporalen Demenz (FTD) belegt. In Bezug auf die Häufigkeit von Polizeikontakten bei Demenzkranken konnte gezeigt werden, dass insgesamt 18 % aller Erkrankten mindestens einmalig Kontakt hatten und das unter den Erkrankten am zahlreichsten diejenigen betroffen sind, die an einer FTD leiden (Birkhoff et al. 2016, Liljegren et al. 2018). Bei Patienten mit einem frühen Beginn der FTD verändert sich vor der kriminellen Ansprechbarkeit die moralische Kognition (Mendez 2010). Diehl-Schmid und Kollegen (2013) erfragten standardisiert die Pflegenden von 83 an Demenz erkrankten Menschen. Davon wiesen 32 Patienten im weitersten Sinne eine FTD auf, 18 eine semantische Demenz (SD) und bei 33 Betroffenen ließ sich eine Alzheimer-Demenz diagnostizieren. Sie fanden kriminelles Verhalten bei mehr als 50 % der an FTD und an SD erkrankten Menschen. Nur 12 % der an Alzheimer-Demenz erkrankten Personen traten kriminell in Erscheinung. Die häufigsten Delikte waren Diebstahl, bewusstes Zerstören von Eigentum, Körperverletzung und sexuelle Nötigung. Ganz ähnliche Befunde konnten retrospektiv und post mortem an 220 schwedischen Demenzkranken gefunden werden. Auch hier zeigte die Gruppe der an Alzheimer-Demenz erkrankten die geringste Kriminalitätsbelastung (Liljegren et al. 2019). Verkehrsdelikte, widerrechtliches Betreten von Grundstücken, öffentliches Urinieren und ärgerassoziierte Handlungen fanden sich am häufigsten bei Patienten mit einer FTD Diagnose (Liljegren et al. 2015, Shinagawa et al. 2017).

Zur Behandlung von Demenzen stehen psychosoziale Verfahren wie Ergotherapie, aber auch Körpertherapien und Angehörigenbasierte Verfahren mit dem Ziel der Verbesserung der Situation des Erkrankten zur Verfügung. Hinzu kommen lt. AWMF-S3 Leitlinie Demenz pharmakologische Behandlungsmöglichkeiten. Acteylcholinesterasehemmer sind im Hinblick auf Alltagsaktivitäten, kognitive Funktionen und ärztlichen Gesamteindruck bei leichter bis mittelschwerer Alzheimer-Demenz wirksam und die Behandlung wird ausdrücklich empfohlen. Bei moderater bis schwerer Alzheimer-Demenz ist Memantin im Hinblick auf Kognition, Alltagsfunktion und klinischem Gesamteindruck bei Pateinten wirksam. Kommt es darüber hinaus zu psychiatrischen Auffälligkeiten, ist ausschließlich das Atypikum Risperidon zu empfehlen. In Bezug auf aggressives Verhalten kann auch Aripiparzol wirksam sein. Grundsätzlich erhöhen die Gabe von Antipsychotika aber das Mortalitätsrisiko und das Risiko für das Auftreten zerebrovaskuläre Ereignisse, sodass nur so wenig wie möglich und unter strengen Laborkontrollen verordnet werden sollte. Bei einer vaskulären Demenz ergeben sich die gleichen Empfehlungen. Außerdem sollten die zugrundeliegenden Erkrankungen wie arterieller Hypertonus, Diabetes mellitus Typ II und/oder eine Hyperlipidämie gut eingestellt sein (AWMF 2016).

4.7.2 Andere organisch psychische Störungen

Das ICD-10 erschien in deutscher Sprache 1993 und das ICD-11 ist als Beta-Version bereits im Internet verfügbar. Dennoch hat sich der Begriff der organisch psychischen Störungen auch nach mehr als 25 Jahren nicht wirklich durchgesetzt. Noch immer kursieren die Begrifflichkeiten »hirnorganisches Psychosyndrom oder HOPS«, »körperlich begründbaren psychische Störungen«, »organische Psychosen« oder »zerebrale Insuffizienz«, um nur einige zu nennen (Förstl & Jablensky 1999, Klosterkötter 2000, Lauter 1988). In den aktuellen Klassifikationen gehören die Demenzen dazu, aber darüber hinaus existieren in der ICD-10 weitere Unterteilungen (WHO 1993):

- Organisches amnestisches Syndrom, nicht durch Alkohol oder sonstige psychotrope Substanzen bedingt,
- Delir, nicht durch Alkohol oder sonstige psychotrope Substanzen bedingt,
- sonstige psychische Störungen aufgrund einer Schädigung oder Funktionsstörung des Gehirns oder einer körperlichen Krankheit,
- Persönlichkeits- und Verhaltensstörungen aufgrund einer Krankheit, Schädigung oder Funktionsstörung des Gehirns.

Während unter ersterem das Delir verstanden wird, sind unter dem zweiten Aspekt alle Erkrankungen zu finden, die sich ohne organische Ursache ebenfalls in den Klassifikationssystemen befinden, wie z.B. die organisch schizophreniforme oder die organisch bipolare Störung. Im Maßregelvollzug findet sich am häufigsten jedoch die *organische Persönlichkeitsstörung*, die auch alle Eigenschaften vorweisen kann wie eine nicht-organisch begründbare Persönlichkeitsstörung. Diese Erkrankung ist durch eine auffällige Veränderung des prämorbiden Verhaltens charakterisiert. Solche Veränderungen betreffen besonders tiefgreifend die Äußerung der Affekte, Bedürfnisse und Impulse. Die kognitiven Fähigkeiten des Patienten können überwiegend oder ausschließlich dann gestört sein, wenn es darum geht, eigene Handlungen zu planen und ihre wahrscheinlichen persönlichen und sozialen Konsequenzen vorauszusehen. Für die Diagnose müssen weitere Merkmale hinzukommen (WHO 1993):

1. Andauernd reduzierte Fähigkeit, zielgerichtete Aktivitäten über längere Zeiträume durchzuhalten und Befriedigungen aufzuschieben.
2. Verändertes emotionales Verhalten, dass durch emotionale Labilität, flache und ungerechtfertigte Fröhlichkeit (Euphorie, Witzelsucht) und leichten

Wechsel zu Reizbarkeit oder kurz andauernde Ausbrüche von Wut und Aggression charakterisiert ist; in manchen Fällen kann Apathie mehr im Vordergrund stehen.
3. Äußerung von Bedürfnissen und Impulsen meist ohne Berücksichtigung von Konsequenzen oder sozialer Konventionen (der Patient kann unsoziale Handlungen begehen, wie Stehlen, unangemessene sexuelle Annäherungsversuche, gieriges Essen oder die Körperpflege vernachlässigen).
4. Kognitive Störungen in Form von Misstrauen oder paranoidem Denken und/oder exzessiver Beschäftigung mit einem einzigen, meist abstrakten Thema (z. B. Religion, Recht und Unrecht).
5. Auffällige Veränderung der Sprachproduktion und des Redeflusses, Umständlichkeit, Begriffsunschärfe, zähflüssiges Denken und Schreibsucht.
6. Verändertes Sexualverhalten (verminderte Sexualität oder Wechsel in der Präferenz).

Hinsichtlich der Auftretenswahrscheinlichkeit in der Allgemeinbevölkerung sind keine sicheren Angaben zu eruieren. Mit hoher Wahrscheinlichkeit werden die zuvor genannten Symptome und Syndrome oft als Intelligenzminderung, Störung der sexuellen Präferenz oder als Persönlichkeitsstörungen interpretiert, d. h. es werden falsche Diagnosen gestellt, woraus sich wiederum auch falsche Prognosen ergeben können. Dies wird eindrücklich durch die Untersuchung von Witzel und Kollegen (2016) gestützt, die 148 männliche Maßregelpatienten mittels MRT und CT untersuchten und im Vergleich zu gesunden Kontrollen signifikant häufiger hirnpathologische Auffälligkeiten fanden, die so bislang nicht bekannt waren.

Da die für die Diagnose der organischen Persönlichkeitsstörung geforderten Symptome wie fehlendes vorausschauendes Planen oft zu delinquentem Verhalten führen, liegen für Straftäterpopulationen wesentlich mehr Studien zur Prävalenz vor. Die Häufigkeit von traumatischen Hirnverletzungen bei jugendlichen Untersuchungsgefangenen variiert zwischen 16,5 % und 72,1 % beträchtlich. 8 % der jugendlichen Strafgefangenen geben an, mindestens einmal im Leben ein Schädel-Hirn-Trauma durchgemacht zu haben, wobei 44 % von ihnen über anhaltende neuropsychologische Probleme berichten (Chitsabesan et al. 2015, Farrer et al. 2013). Bei zum Tode verurteilten Straftätern liegt die Häufigkeit sogar bei 100 % und stellt allein aufgrund dieses Fakts die Todesstrafe infrage (Hughes et al. 2015).

Die Verknüpfung zwischen traumatischen Hirnverletzungen und Kriminalität, Substanzgebrauch und anderen Verhaltensauffälligkeiten ist hinlänglich bekannt, denn eine traumatische Hirnschädigung erhöht das Risiko, kriminell in Erscheinung zu treten, um das 6,8-fache. Entwickelt sich auf der Basis der Hirnschädigung zusätzlich eine psychiatrisch relevante Verhaltensstörung, steigt das Risiko einer Straftat sogar um das 18,7-fache. Eine positive Delinquenzanamnese in Verbindung mit einer traumatischen Hirnschädigung findet sich unter psychiatrischen Patienten deshalb in einer Größenordnung von bis zu 16,7 % (Luukainen et al. 2012). Dieses Phänomen ist auch bei neurologischen Patienten nicht unbekannt und erfordert eine intensive psychiatrische Konsiliartätigkeit (Darby 2018).

Die Therapie organisch psychischer Störungen richtet sich nach der im Vordergrund stehenden Symptomatik und generell nach der AWMF-S3 Leitlinie Demenzen (2016) (▶ Kap. 5.1.1).

4.7.3 Abhängigkeitserkrankungen

Bei einem Abhängigkeitssyndrom handelt es sich um einen Zustand periodischer oder chronischer Intoxikation, welcher durch den wiederholten Gebrauch einer natürlichen oder synthetischen Substanz, der für den Einzelnen und die Gemeinschaft schädlich ist, hervorgerufen wird. Zusätzlich werden stoffgebundene von nichtstoffgebundenen Abhängigkeiten unterschieden. Das entscheidende Charakteristikum der Abhängigkeit ist der oft starke, gelegentlich übermächtige Wunsch, psychotrope Substanzen oder Medikamente zu konsumieren, wofür sich der Begriff des Cravings durchgesetzt hat. Hinzukommen kommen laut WHO (1993):

- die verminderte Kontrollfähigkeit bezüglich des Beginns, der Beendigung und der Menge des Konsums,
- ein körperliches Entzugssyndrom bei Beendigung oder Reduktion des Konsums,
- der Nachweis einer Toleranzentwicklung,
- die fortschreitende Vernachlässigung anderer Vergnügen oder Interessen zugunsten des Substanzkonsums, erhöhter Zeitaufwand, um die Substanz zu beschaffen, zu konsumieren oder sich von den Folgen zu erholen,
- ein anhaltender Substanzkonsum trotz Nachweise eindeutiger schädlicher Folgen wie z. B. einer Leberschädigung durch exzessives Trinken.

Das ICD-10 (WHO 1993) unterscheidet neben dem Abhängigkeitssyndrom die Intoxikation, den schädlichen Gebrauch, das Entzugssyndrom, die psychotische Störung, das amnestische Syndrom und letztendlich den Restzustand und die verzögert auftretenden Störungen. Das DSM-IV folgt dem ICD-10 weitgehend (APA 2015). Wesentliche Neuerungen brachte das DSM-5, indem dieses zwar die Kriterien beibehält, aber die Abhängigkeit selbst als problematisches Konsummuster definiert, welches in einem Zeitraum von zwölf Monaten vorliegen muss. Kodiert wird darüber hinaus der Schweregrad, welcher sich in leicht, mittel und schwer einteilen lässt. Damit folgt das DSM-5 mehr den aktuellen neurobiologischen Konzepten der Abhängigkeit (APA 2015).

In Deutschland lag 2012 bei 2,0 % der Frauen und 4,8 % der Männer zwischen 18 und 64 Jahren eine Alkoholabhängigkeit vor. Weitere 3,1 % der Erwachsenen erfüllte die Kriterien der Diagnose schädlicher Gebrauch von Alkohol. Im Jahr 2013 verzeichnete die Krankenhausdiagnosestatistik bei Frauen 38.126 und bei Männern 105.149 Behandlungsfälle aufgrund einer Alkoholabhängigkeit (Pabst et al. 2013). 2017 waren insgesamt 1.272 Rauschgifttote, die nach Obduktionen diagnostiziert wurden, zu verzeichnen, wobei es im Vergleich zu 2016 zu einer Verringerung um 4,6 % kam. Die Prävalenzen des Konsums illegaler Drogen werden in Deutschland nach Art der Droge und Alter der Konsumenten aufgeschlüsselt. So gaben 8,7 % der Jugendlichen im Alter von 12 bis 17 Jahren an, mindestens einmal Cannabis konsumiert zu haben. Kontakt zu Heroin hatten in diesem Alter 0,1 % der Befragten, zu Kokain 0,5 % und zu Ecstasy 0,6 %. Der Konsum von Crystal Meth wurde verneint und wurde erst in der Gruppe der 18–25-Jährigen von 0,6 % der Befragten bejaht. Der Konsum von Cannabis stieg in der Altersgruppe der 18–25-Jährigen exorbitant auf 35,8 % an, um sich dann im Alter von 18–64 auf 27,2 % zu stabilisieren. Der Konsum der anderen Substanzen erhöhte sich im Verlauf des Lebens der Konsumenten im einstelligen Bereich bis auf maximal 4,0 % (Die Drogenbeauftragte der Bundesregierung 2018).

Ätiopathogenetisch ist das Zusammenspiel von neurobiologischen, psychologischen und Umweltfaktoren von hoher Bedeutung. Neurobiologisch verstärkt die Aktivierung des mesolimbischen dopaminergen Belohnungssystems die Motivation, Substanzen zu konsumieren. Die Gene verschiedener Transmittersysteme erhöhen die Vulnerabilität für die Entwicklung einer Suchterkrankung. Im Falle einer Alkoholabhängigkeit zeigen sich mehrere klar umschriebene polymorphe Genorte, die die Prävalenz der Abhängigkeit von Alkohol epidemiologisch beeinflussen können. Die meisten dieser Genorte kodieren die Isoenzyme des Alkoholmetabolismus, die den oxidativen Alkoholabbau (ADH) und Acetaldehydabbau (ALDH) sowie weitere am Abbau beteiligte Enzyme wie die Katalase und das Cytochrom-P-$_{450}$-Isoenzym CYP2E1 bewerkstelligen (Sloan et al. 2008). Weitere Kandidatengene, die für das erhöhte Risikoverhalten und mögliche Belohnungseffekte von Alkohol verantwortlich gemacht werden, sind das A_1-Allel des D_2-Rezeptor-Locus (DRD_2) sowie der GABA- und Opioidrezeptor, Teile des Serotonin-, Dopamin-, und Glutamatstoffwechsels sowie das Enzym Catechol-O-Methyltransferase (Dick & Bierut 2006). Zusammenfassend handelt es sich also um ein polygenetisches Geschehen, das gleichbedeutend mit den individuumsbezogenen Umgebungsfaktoren interagiert. Zu diesen gehören ein invalidierender Erziehungsstil mit Traumatisierungen, aber auch psychische Erkrankungen der Elterngeneration. Hinzukommen müssen Peergroup-Effekte, die den Konsum begünstigen und früh einsetzendes delinquentes Verhalten (Schäfer & Reddemann 2005). Die Verfügbarkeit der Substanz ist wie auch die temperamentsbasierte Neugier ein Risikofaktor für einen sich zur Abhängigkeit entwickelnden Konsum. Bei Suchterkrankungen führt Stresserleben prinzipiell zu einem Anstieg subjektiv erlebter Angst, der ACTH- und Kortisolsekretion sowie zur Erhöhung des physiologischen Arousals. Demzufolge ist Craving mit einem hohen Rückfallrisiko verbunden (Sinha et al. 2006).

Der Zusammenhang von Sucht und Kriminalität wird seit langem und vor allem interdisziplinär diskutiert. Dabei stehen sich zwei Konstrukte gegenüber, in denen die Rollen von Abhängigkeit und Kriminalität in der Zeit und in der Richtung wechseln. Zum einen wird angenommen, dass Abhängigkeit bzw. Sucht eine Unterordnung des Verstandes bedingt, so dass sich hieraus individuell und situativ Verschiebungen von sozialen Norm- und Wertvorstellungen im Handeln ergeben können, was als Straftatbestand gewertet werden kann. In diesem Postulat besteht der gerichtete Ablauf von Sucht zur Delinquenz. Zum anderen kann kriminelles Verhalten eines Menschen die Wahrscheinlichkeit des Auftretens einer Abhängigkeit bedingen und der Richtungspfeil kehrt sich in dieser Diskussion um (Wanke uns Bühringer 1991, Passow & Schläfke 2018).

Allgemein lassen sich drei Arten von Delinquenz unterscheiden (Passow & Schläfke 2018):

- Kriminalität, die das Betäubungsmittelgesetz gewissermaßen selbst generiert, indem es z.B: Erwerb, Anbau, Herstellung und Inverkehrbringen von Betäubungsmitteln unter Strafe stellt (§ 29 BTMG),
- strafbare Handlungen, um den Konsum psychotroper Substanzen zu unterhalten oder negative Konsequenzen zu vermindern,
- Straftaten im akut oder langfristig durch psychotrope Substanzen veränderten Erlebniszustand.

Diese signifikanten Zusammenhänge lassen sich auch wissenschaftlich gut belegen. Während die Mehrheit der Drogenabhängigen keine Kriminellen im eigentlichen Sinn sind und eher der Erwerb und das Handeln eine Rolle spielen, ist der Zusammenhang zwischen Alkoholkonsum und Gewalt als wesentlicher anzusehen. Darüber hinaus ist bekannt, dass die psychopharmakologischen Effekte von Kokain gewalttätiges Verhalten aktivieren. Hinzukommen müssen aber auch hier die in der Ätiologie genannten Faktoren wie z. B. Persönlichkeitsfaktoren, die eine Enthemmung bedingen können (Lammers et al. 2014). Stenbacka und Kollegen untersuchten in Schweden mehr als 49.000 Wehrpflichtige bis zu ihrem 55. Lebensjahr. Dabei standen Krankenhausbehandlungen wegen Alkohol- und Drogenkonsum in einem signifikanten Zusammenhang mit Gewalttätigkeit und Suizidalität. Im Vergleich zwischen gewalttätigen und nichtgewalttätigen Probanden verstarben im Untersuchungszeitraum 21 % der gewalttätigen Menschen, wobei es bei den nichtgewalttätigen nur ca. 13 % waren (2019). Unabhängig von der erhöhten Mortalität von Menschen mit einer Abhängigkeitserkrankung betrifft der Zusammenhang von Sucht und Kriminalität Männer und Frauen gleichermaßen, wobei Männer kontinuierlicher wegen delinquenter Handlung in Erscheinung treten (Elisabeth Kim et al. 2019).

Die Behandlungsstandards in der Entziehungsanstalt richten sich nach den aktuellen Empfehlungen der Suchtmedizin und beinhalten die Kontakt-und Motivationsphase, welche notwendigerweise die qualifizierte Entgiftung beinhalten, sowie die Entwöhnungs-, Nachsorge- und die Adaptationsphase.

Die Behandlung bewegt sich dabei in einem juristisch relativ begrenzten und von der Justiz überwachten Rahmen, welcher im § 1 des Strafvollzugsgesetzes geregelt ist. Deshalb kommt der Kontakt- und Motivationsphase die größte Bedeutung in der Suchttherapie zu, in der insbesondere das Schaffen einer »Willkommenskultur« notwendig ist, in der der Patient Krankheitseinsicht erlangt und selbst eine Veränderung wollen muss, weil er diese als sinnvoll und erstrebenswert ansieht. Dafür haben sich multiprofessionelle Therapiekonzeptionen etabliert, die sowohl in der Suchtbehandlung als auch in der Behandlung der antisozialen Persönlichkeitsstörung Wirksamkeit nachgewiesen haben. Diese sind von halbjährlich stattfindenden Behandlungs- und Wiedereingliederungsplänen flankiert, in denen anhand von Diagnosen und Delinquenzhypothesen Therapieziele festgelegt werden.

Die Basis der Behandlung ist das transtheoretische Modell der Veränderung von Prochaska und DiClemente (1986), welches die fünf Phasen der Veränderungsbereitschaft definiert. Dabei handelt es sich um die Phasen der Vorbesinnung, der Besinnung, der Vorbereitung, der Handlungsbereitschaft und die der Aufrechterhaltung. Anhand dieses Modells kann die Strategie des Motivational Interviewing (MI) angewendet werden, welches von Miller und Rollnick bereits 2002 entwickelt wurde und auf der Basis des reflektierenden Zuhörens und der nonkonfrontativen Intervention beruht (2015). Die Veränderungen des Patienten werden erleichtert, indem der Schwerpunkt auf Diskrepanzen zwischen dem aktuellen Verhalten und langfristigen Zielen und Werten gelegt wird. Dem Widerstand wird nichts direkt entgegengesetzt. Der Patient ist die Hauptquelle der Veränderung. Auf Seiten des Therapeuten wird Vertrauen in die Fähigkeit des Patienten zur Veränderung und motivierender Glaube, dass Fertigkeiten vorhanden sind, gelegt. Der Einsatz im Kontext krimineller Populationen ist gut erprobt und kann in Verbindung mit anderen Interventionen genutzt werden, um die Motivation zur Abstinenz und zu straffreiem Leben zu erhöhen (Ginsburg et al. 2002, Saunders et al. 1995). Brown et al. (2015) konnten zeigen, dass psychiatrische Patienten mit einer Cannabinoidabhängigkeit nach MI Intervention signifikant länger abstinent als die Kontrollgruppe blieben. Dagegen sahen die Ergebnisse der ersten Metaanalyse weniger erfolgversprechend aus, die zwar eine Veränderung im Denken der suchtkranken Patienten zeigten, wobei keinerlei Transfer auf die Handlungsebene gefunden werden konnte (Li et al. 2016).

Eine weitere erfolgversprechende Interventionsmöglichkeit stellt die Dialektisch Behaviorale Therapie (DBT) dar, welche auf einer biosozialen Theorie basiert und aus genau umschriebenen Behandlungsstufen und -zielen mit flexiblen Behandlungsmodalitäten und -strategien besteht und von Linehan zur Behandlung der emotional-instabilen Persönlichkeitsstörung vom Borderline-Typus 1996 entwickelt wurde. Mittlerweile wurde diese Therapieform für impulsive und antisoziale Patienten im Maßregelvollzug adjustiert.

Wenn man davon ausgeht, dass eine Störung der Selbstwert- und Emotionsregulation mitursächlich für die Entwicklung einer Abhängigkeit ist, ist auch das Interaktive Skillstraining für Jugendliche mit Problemen der Gefühlsregulation hoch sinnvoll (von Auer & Bohus 2017). Die DBT ist generell hoch konsistent mit erfolgreichen Behandlungsprinzipien aus der Straftäterforschung und orientiert sich an den Meta-Analysen abgeleiteten Hauptprinzipien, die eine angemessene kriminaltherapeutische Behandlung ausmachen. So konnten bei forensischer Klientel gereizt-aggressive, fremd- sowie stations- und therapieschädigende Verhaltensmuster abgebaut werden (Oermann 2013). Maßregelpatienten reduzieren unter DBT feindseliges Verhalten, der Umgang mit kognitiv erlebtem Ärger ändert sich und die Ernsthaftigkeit gewaltassoziierter Ereignisse verringert sich (Evershed et al. 2003). Durbeej und Kollegen (2014) konnten bei psychopathischen Straftätern mit problematischem Substanzkonsummittels DBT die Therapieteilnahme optimieren und das Therapieergebnis hinsichtlich Abstinenz und Rückfallgefahr verbessern.

Maßregelpatienten mit einer Suchterkrankung zeigen zu fast 90 % eine komorbide Persönlichkeitsstörung aus dem Cluster B. Nicht zuletzt deshalb hat sich eine interessante Parallelentwicklung zwischen der allgemeinen Psychotherapie von Borderline-Patienten und der Psychotherapie von bestimmten Gruppen von Straftätern entwickelt. In beiden Gebieten findet man, dass den Vereinbarungen (Therapieverträgen) zwischen Therapeuten und Patient vor Beginn der eigentlichen Therapie eine steigende Bedeutung beigemessen wird. Unter diesen Voraussetzungen hat sich die übertragungsfokussierte Psychotherapie (TFP) im Maßregelvollzug in einigen solitären Pilotprojekten ebenfalls bewährt (Lackinger & Dammann 2005).

Neben störungsspezifischen Therapiekonzeptionen existieren seit langem deliktspezifische Angebote, wobei sich insbesondere das Reasoning & Rehabilitation Programm (RNR) von Ross und Fabiano (1988) etablieren und Rückfallraten signifikant reduzieren konnte (▶ Kap. 5.1.2.1). Wettermann und Kollegen wandten das Programm 2012 an Maßregelpatienten an, die lt. § 64 untergebracht waren. Sie fanden nach im Vergleich zur Kontrollgruppe eine signifikant verbesserte mentale Flexibilität sowie eine verbesserte Planungs- und Problemlösefähigkeit.

Hinzu kommen achtsamkeitsbasierte und Entspannungsverfahren, die störungsübergreifend Anwendung finden können. Pharmakologische Interventionen bieten sich je nach Präferenzsubstanz an und sind in ihrer Wirksamkeit gut belegt. Erwähnenswert sind Anticravingsubstanzen, die insbesondere in der Rehabilitationsphase wichtig werden. Eine spannende Neuentwicklung stellt das Medikament Nalmefen dar, welches im weitesten Sinn einen Opioidantagonisten darstellt. Eine Metaanalyse erbrachte allerdings hinsichtlich verschiedener Endpunkte wie täglicher Alkoholkonsum, Lebensqualität und Mortalität divergente Befunde sowie in der Zusammenschau keinen klaren Nachweis für einen therapeutischen Nutzen bei Alkoholabhängigkeit (Palpacuer et al. 2015). Dennoch kann die Substanz zur Trinkmengenreduktion bei Hochdosis-Abhängigkeit Anwendung finden.

4.7.4 Schizophrene Erkrankungen

Erkrankungen aus dem schizophrenen Formenkreis sind außerordentlich heterogen und werden in den aktuellen Klassifikationssystemen nicht einheitlich beschrieben. Vor diesem Hintergrund ist definitorisch von einem Auftreten charakteristischer, symptomatisch sehr polymorpher, psychopathologischer Querschnittsbilder auszugehen. Es zeigen sich affektive und psychomotorische Störungen neben formalen und inhaltlichen Denkstörungen. Wahnsymptome kommen häufig hinzu und die »Meinhaftigkeit« des Ich-Erlebens ist gestört.

Die Prävalenz der schizophrenen Psychosen liegt bei 0,5–1 %, wobei ca. 5 % aller Erkrankten in Deutschland in einem psychiatrischen Krankenhaus laut § 63 untergebracht sind. Mittlerweile hat sich der Anteil der an einer Erkrankung aus dem schizophrenen Formenkreis leidenden Patienten im Maßregelvollzug vervielfacht und macht ca. 40 % der nach § 63 StGB untergebrachten Menschen aus.

Ätiopathogenetisch gehen wir von einer multifaktoriellen Entstehung aus, wobei eine genetisch bedingte Vulnerabilität sowie prä-, peri- und postnatale Schädigungen im Zentrum zu stehen scheinen. Motivationale und neurokognitive Defizite wie Schwächen in der selektiven Aufmerksamkeit bzw. Filterfunktionen für irrelevante Informationen sowie ein signifikant reduzierter Hirnstoffwechsel insbesondere im Frontalhirnbereich können für gewalttätiges Verhalten im Rahmen einer produktiv-psychotischen Episode als mitursächlich gelten (Fervaha et al. 2014, Hill et al. 2004).

So haben Menschen, die an einer Schizophrenie erkrankt sind, im Vergleich zur Allgemeinbevölkerung ein vier- bis fünffach erhöhtes Risiko, wegen Gewalttaten verurteilt zu werden oder sich anderweitig aggressiv zu verhalten. Die mittlerweile durch Meta-Analysen gut abgesicherte Verbindung zwischen Schizophrenie und Gewaltdelinquenz ist stabil und durch vielfältige Studiendesigns abgesichert (Fazel et al. 2009). Aggressionen treten dabei in 28 % der Fälle bereits vor der Erstmanifestation einer Psychose auf (Winsper et al. 2013). Bestätigte Risikofaktoren sind junges Alter, männliches Geschlecht, Zwangsunterbringung bei Erstmanifestation, Mehrfachaufnahmen, selbstschädigendes sowie fremdaggressives Verhalten und Substanzkonsum in der Anamnese (Dack et al. 2013, Kutscher et al. 2009). Die Komorbidität aus Schizophrenie und Substanzkonsum erhöht das Gewaltrisiko nochmals um mehr als das Doppelte (Short et al. 2013).

Auf der deskriptiven Ebene konnten drei Typen gewalttätiger schizophrener Menschen identifiziert werden, wenngleich Befunde zur Ätiologie fehlen (Winsper et al. 2013):

1. Individuen mit einer im Kindesalter beginnenden Störung des Sozialverhaltens, die sowohl vor als auch nach Ausbruch der Schizophrenie antisoziales und aggressives Verhalten zeigen,
2. Individuen ohne Vorgeschichte von Verhaltensproblemen, die mit Ausbruch der Erkrankung aggressives Verhalten zeigen,
3. Individuen, die nach vieljährigem Krankheitsverlauf schwere Gewalthandlungen begehen.

Grundsätzlich zeigen schizophrene Menschen ein breites Delinquenzspektrum, welches bei Diebstahlshandlungen beginnt und über Brandstiftung und Sexualdelinquenz überzufällig häufig Gewalttaten zeigt. Kutscher et al. fanden 2009 in ihrer Maßregelstichprobe als Einweisungsgrund zu 58,9 % ein Gewalt-, zu 12,8 % ein Sexual- und zu 14,9 % ein Eigentumsdelikt.

Die klassische Tatsituation ist durch ein Übermaß an Gewalt nach einem belanglosen Streit bei Fehlen eines offenkundigen Motivs gegenüber einem Opfer aus dem Nahbereich gekennzeichnet und der Tatausgang ist häufig tödlich. In der Metaanalyse von Large und Kollegen zeigt sich eine signifikante Korrelation zwischen dem Anstieg von Tötungen und dem Anstieg von Tötungen, die von unbehandelten schizophrenen Patienten während der Erstmanifestation begangen werden (Large et al. 2009). Die klinische Praxis in den Maßregelvollzügen zeigt, dass viele Patienten weniger schwere Taten begangen haben, was jedoch abhängig von der jeweiligen Rechtsprechung zu sehen ist.

Die Behandlung im Maßregelvollzug beginnt nach dem Indexdelikt in der Regel bei hoher Vorstrafenbelastung mit unzureichender sozialpsychiatrischer Einbindung ca. neun Jahre nach Ersthospitalisation mit nahezu acht Voraufenthalten in der Allgemeinpsychiatrie (Kutscher et al. 2009). Der Behandlungsverlauf wird durch eine hohe Komorbiditätsbelastung und eine geringe Behandlungscompliance verkompliziert. Deshalb liegt der Fokus der Behandlung nicht nur in der Therapie der Grunderkrankung als Kombination aus moderner, neuroleptischer Pharmako- und Psychotherapie, sondern auch in der Reduzierung von Symptomen komorbider Störungen wie z. B. einer Abhängigkeitserkrankung sowie kriminogener Risikofaktoren (Hodgins et al. 2004). In der Entlassvorbereitung sind flankierende Maßnahmen wie Depotmedikation, Angehörigenarbeit und die Suche nach einem geeigneten sozialen Empfangsraum wie ein Betreutes Wohnen sinnvoll.

In jeder Phase der Behandlung sollten Psychoedukationsmodule mit angeboten werden, die durchaus auf Angehörige des späteren sozialen Empfangsraumes ausgeweitet werden. Im Maßregelvollzug ist insbesondere die psychoedukative Gruppenarbeit mit schizophrenen und schizoaffektiv erkrankten Menschen (PEGASUS) gut erprobt (Wienberg et al. 2013).

4.7.5 Bipolar affektive Störungen

Die bipolar affektiven Störungen sind hauptsächlich durch eine Veränderung der Stimmung entweder zu Depression oder der Manie hin gekennzeichnet. Depressionen zeichnen sich durch die Trias gedrückte Stimmung, Hemmung von Denken und Antrieb und körperlich-vegetative Störungen aus. Die Manie hingegen ist durch eine euphorisch-gehobene bzw. gereizte Stimmung, Enthemmung, Selbstüberschätzung und durch Ideenflucht definiert.

Die Prävalenz der bipolar affektiven Störungen liegt unabhängig vom Geschlecht bei ca. 1 %, wobei affektive Störungen grundsätzlich eine quantitativ untergeordnete Rolle bei der Begehung von Straftaten und im Maßregelvollzug spielen.

Ätiopathogenetisch wird klar eine multifaktorielle Genese angenommen, bei der sowohl genetische als auch biologische Faktoren interagieren und je nach individueller Disposition zur Ausprägung von Krankheitssymptomen führen. Mittlerweile sind mehrere Dispositionsgene wie z. B. das G 72 und der BDNF (brain-derived neurotrophic factor) identifiziert (Schumacher et al. 2004; Strauss et al. 2004). In der Bildgebung zeigen sich je nach Krankheitsphasen veränderte metabolische Aktivitäten wie eine verringerte kortikale Aktivität (Moretti et al. 2003). Die strukturelle Plastizität des Gehirns ist in der Art beeinträchtigt, dass es präfrontal eine Volumenminderungen gibt. Daneben spielen auf der psychosozialen Ebene ineffektive Bewältigungsstrategien sowie ein riskantes Sexualverhalten eine bedeutende Rolle in der Entstehungsgeschichte der bipolar affektiven Erkrankungen (Nijjar et al. 2014).

Verschiedene Studien zeigen im Vergleich zu gesunden Kontrollen, dass Menschen mit einer bipolar affektiven Störung unabhängig von der Phase der Erkrankung und ihrer Medikation aggressiver sind und im Vergleich zur Allgemeinbevölkerung ein 2,8- bis 5-fach erhöhtes Risiko haben, gewalttätig zu werden (Fovet et al. 2015, Monk et al. 2012, Webb et al. 2014). In einem Vier-Jahres-Follow-up konnten Ballester und Kollegen aber zeigen, dass nur in der akuten Phase mit erhöhter verbaler und physischer Aggression, mit Ärger und Feindseligkeit zu rechnen ist (Ballester et al. 2014). Die Komorbidität vor allem mit Abhängigkeitserkrankungen steigert das aggressive Verhalten (Fovet et al. 2015). Die 12-Jahres-Katamnese der Münchener Kollegen um Graz erbrachte, dass 4,16 % aller Patienten mit einer affektiven Erkrankung delinquent in Erscheinung getreten sind. Die höchste Kriminalitätsbelastung wies auch hier die Gruppe der manischen Patienten auf (Graz et al. 2009). Prädiktiv und unabhängig voneinander lassen sich zur Vorhersage von Delinquenz folgende Risikofaktoren identifizieren (Webb et al. 2014):

1. Die ersten beiden Krankheitsepisoden erfordern eine stationäre Aufnahme,
2. Suizidversuche in der Anamnese,
3. eine diagnostizierte Drogen- und/oder Alkoholanhängigkeit,
4. kriminelles Verhalten vor Diagnosestellung.

Die auftretende Delinquenz zeigt ein buntes Bild und ist sowohl von der Stimmungsphase als auch vom Geschlecht abhängig. Während erkrankten Frauen Filizide in der depressiven und Prostitution in der manischen Phase zugeordnet werden können, begehen erkrankte Männer Eigentumsdelikte und sexuelle Übergriffe, welche unvorbereitet und impulsiv in der zumeist manischen Phase ausgeführt werden (Bram et al. 2013). So waren in der Studie von Quanbeck (2004) drei Viertel der Gefangenen direkt nach Delikt manisch und fast zu 60 % psychotisch.

Therapeutisch liegt die Strategie unabhängig davon, ob die Behandlung in der Allgemeinpsychiatrie oder im Maßregelvollzug stattfindet, in einer multimodalen Behandlung, deren Fokus die moderne Psychopharmakotherapie darstellt. Insbesondere die Atypika Risperidon und Quetiapin sind hocheffizient in der Reduzierung manischer Symptome und wirksam bei der Reduzierung von aggressivem Verhalten, wobei Quetiapin dem Risperidon in der Wirksamkeit gegen eine depressive Symptomatik überlegen ist (Masi et al. 2015). Daneben sind Stimmungsstabilisatoren und – wenn eine depressive Phase führend ist – moderne Antidepressiva Mittel der Wahl. Psychotherapeutisch haben die interpersonelle und die kognitive Verhaltenstherapie Wirksamkeit und werden mit psychoedukativen Maßnahmen kombiniert. Zur Vermeidung von Delinquenz ist auch hier die Reduzierung kriminogener Faktoren wichtig. Es geht insbesondere um eine geregelte Lebensführung mit Verringerung von Hochrisikoverhalten und um Sensibilisierung für Frühwarnzeichen. Die Behandlung einer komorbiden Abhängigkeitserkrankung muss flankierend erfolgen.

4.7 Die psychischen Erkrankungen

Exkurs: Depression und Kindstötung

Kindstod und Kindstötungen waren und sind ein inhärentes menschliches Phänomen, welches von Beginn an berichtet wurde und nie sistierte. Häufig sind psychische Störungen der Mutter, insbesondere affektive mit und ohne psychotische Symptomatik, mitursächlich, infolgedessen sich eine postpartale Bindungsstörung zum Kind entwickeln und letztendlich in einem Infantizid münden kann (Hornstein et al. 2009). Definitionsgemäß lassen sich Kindstötungen in Neonatizide, Filizide und Infantizide unterteilen. Der Neonatizid meint die Tötung eines Neugeborenen innerhalb der ersten 24 Stunden seines Lebens und wird nahezu ausschließlich von der Mutter begangen. Unter dem Begriff Filizid werden alle späteren Tötungen der eigenen Kinder verstanden. Die Tötung der Kinder im ersten Lebensjahr ist fünfmal so häufig wie jene von älteren Kindern und wird gleichverteilt von Vätern und Müttern begangen (Dean 2004). Der Begriff Infantizid ist mehrdeutig, da er sowohl synonym mit Kindstötungen aber auch speziell für die Tötung im ersten Lebensjahr Verwendung findet (Farooque & Ernst 2003).

Historisch betrachtet war es in der römischen Antike das angestammte Recht des Vaters, ohne Nennung von Gründen über Leben und Tod eines neugeborenen Kindes zu entscheiden. Das gleiche Recht hatte auch der Vater der ehelosen Mutter, welches bei seinem Tod auf den nächsten männlichen Verwandten übertragen wurde. Abtreibung und Kindstötung waren darüber hinaus zur »Nachwuchs-Regulierung« üblich und moralisch vertretbar (Häßler et al. 2008). Erst die Constitutio Criminalis Carolina setze 1532 im Artikel 131 die Kindestötung als auch im Artikel 132 die Kindsaussetzung und im Artikel 133 die Abtreibung und Empfängnisverhütung unter Strafe (▶ Kap. 2.6). Dennoch war die Kindstötung bis in das 19. Jahrhundert eine hinreichende Strategie der Geburtenkontrolle und nicht begrenzt auf außerehelich gezeugte Kinder (Häßler et al. 2008). In Deutschland war der Neonatizid bis 1997 im Strafgesetzbuch fest verankert. Der § 217 StGB regelte, dass eine unverheiratete Mutter mit einer geringeren Strafe als für Gewalttaten üblich sanktioniert wurde, wenn diese ihr Kind getötet hatte.

Eine transkulturell verbindliche Aussage über die Häufigkeit von Kindstötungen bleibt trotz zahlreicher Studien schwierig, da es sich naturgemäß um kleine Stichproben handelt. Während für Deutschland 1–2 % aller kindlichen Todesfälle als Kindstötung deklariert werden, sind es in Kanada schon 2,9 % und in den USA bis zu 3,8 % (Friedman et al. 2005, Weber et al. 1989). Aktuelle rechtsmedizinische Arbeiten belegen die in Europa gefundenen Prävalenzzahlen und können zeigen, dass die getöteten Kinder in der Mehrzahl jünger als ein Jahr waren und damit die am meisten gefährdetste Altersgruppe darstellen. Das Institut für Rechtsmedizin in München kommt in seiner retrospektiven Analyse der Tötungsdelikte an Kindern im Zeitraum von 1989–2013 zu dem Ergebnis, dass 174 von 1847 Obduktionen an Kindern unter 15 Jahren als Tötungsdelikte klassifiziert werden konnten. Das entspricht einer Prävalenz für den untersuchten Zeitraum von 0,66/100.000 Kindern. Neugeborene und Säuglinge waren mit 45 % am häufigsten betroffen. In der Gesamtzahl war Ersticken mit 37 % die häufigste Todesursache, gefolgt von Schädel-Hirn-Traumata mit 23 % und Verbluten als

Folge von scharfer Gewalt mit 12 %. Die Neugeborenen wurden, soweit die Auswertung möglich war, ausschließlich von der Mutter getötet (Fraas et al. 2015). Die retrospektive Auswertung der Neonatizide in Leipzig und Chemnitz im Zeitraum 1981–2010 ergab, dass sich bis zu sechs Tötungen pro Jahr ereigneten, wobei der häufigste Fund- als auch Geburtsort das häusliche Milieu war. Die typischste Auffindesituation war das in Handtücher und/oder Bekleidungsstücke der Kindsmutter eingewickelte und in einer Plastiktüte verpackte Neugeborene. Die häufigste Todesursache war auch hier das Ersticken (Förster et al. 2015).

Hinsichtlich der Motivation, d. h. der Ursache von Kindstötungen gibt es diverse Einteilungen und Modellvorstellungen. Die erste, von Resnick (1969) verfasste Klassifikation, unterscheidet zwischen fünf Motivlagen:

1. altruistischer Filizid,
2. psychotischer Filizid,
3. Filizid eines unerwünschten Kindes,
4. zufälliger Filizid,
5. Filizid aus Rache am Partner.

Die Einteilung der Kollegen Bourget & Gagne (2002) verknüpft die Motivlagen mit der klinischen Situation. Die bislang umfassendste Klassifikation wurde 1999 von Guileyardo und Kollegen vorgelegt und stellt eher eine Sammlung als eine strukturierte Einteilung dar. Dabei wurden die fünf Motive von Resnick um elf erweitert:

1. Altruismus,
2. Euthanasie,
3. akute Psychose,
4. postpartale psychische Störung,
5. unerwünschtes Kind,
6. unerwünschte Schwangerschaft/Neonatizid,
7. Gewalttätigkeit/Aggressivität,
8. Rache am Partner,
9. sexueller Missbrauch,
10. Münchhausen-by-proxy-Syndrom,
11. Gewalt älterer Kinder,
12. Vernachlässigung, Fahrlässigkeit,
13. sadistische Bestrafung,
14. Alkohol- und Drogenmissbrauch,
15. Epilepsie/Anfallsleiden,
16. unschuldiger Zuschauer.

Neben den o. g. Versuchen einer Klassifikation zeigt sich in der klinischen und gutachterlichen Realität doch zumeist ein Risikoprofilmodell, welches eine Kindstötung möglich macht. Kauppi et al. (2010) fanden postdeliktisch heraus, dass die Mütter vor der Tat unter psychischem Stress, dem Fehlen von Unterstützung und unter Eheproblemen litten. Dagegen zeigten sich bei den Vätern zu

67 % die Diagnose einer Persönlichkeitsstörung und zu 45 % ein Alkoholmissbrauch. Außerdem wurden Eifersuchtsphänomene und Gewalt gegen die Partnerin festgestellt. Bei beiden Eltern wurden vor allem schwere Lebenskrisen, soziale Isolation und das Fehlen sozialer Unterstützung beobachtet. Oftmals kam biografisch ein in der Kindheit selbst durchgemachter sexueller Missbrauch hinzu. Die Lebenssituation wurde in der Regel durch einen durch Beschäftigungslosigkeit hervorgerufenen niedrigen sozioökonomischen Status verschärft, infolgedessen das bevorstehende Ende der Beziehung zu erwarten war.

Ein weiterer bedeutender Risikofaktor für den Neonatizid ist der Mangel an Bewusstheit für die Schwangerschaft selbst. So konnten in einer evidenzbasierten Studie zu Risikofaktoren von Neonatiziden in Österreich und Finnland im Zeitraum von 1995–2005 zwar nur 28 Fälle identifiziert werden, aber alle verband die Negierung ihrer Schwangerschaft. Hier zeigte sich, dass nur fünf Frauen die Schwangerschaft öffentlich gemacht hatten, und obwohl die meisten Täterinnen (16/28) in einer Partnerschaft lebten, waren nur drei Partner in das Wissen um eine Schwangerschaft eingeweiht. Die Angst vor dem Verlassenwerden und/oder die Sorge vor ablehnenden Reaktionen aus dem unmittelbaren Umfeld waren die Hauptmotive des Neonatizids (Amon & Klier 2012). Damit ist es in der Begutachtung als auch in der Behandlung der Täterin/des Täters besonders wichtig, die Fallkonstellation detailgetreu nachzuvollziehen, um diagnostisch wie prognostisch Besserung der zugrundeliegenden Krankheit und Risikominimierung bezüglich neuer Delinquenz erreichen zu können.

4.7.6 Persönlichkeitsstörungen

Unter Persönlichkeitsstörungen (PD) werden tief verwurzelte, anhaltende und weitgehend stabile Verhaltensmuster verstanden, die sich in starren Reaktionen auf verschiedene persönliche und soziale Lebenssituationen zeigen. Diese Störung geht mit persönlichem Leiden und einer gestörten sozialen Funktionsfähigkeit einher. Gegenüber der Mehrheit der Bevölkerung finden sich offensichtliche Abweichungen im Wahrnehmen, Denken, Fühlen und in Beziehungen zu anderen. Mit Einführung des Klassifikationssystems DSM-5 (APA 2015) existieren gleichrangig nebeneinander das kategoriale und das dimensionale Konstrukt von PD. Der kategoriale Ansatz geht davon aus, dass PD auf der Basis von deskriptiven Ähnlichkeiten in drei Hauptgruppen einzuteilen sind. Die Hauptgruppe A beinhaltet unter dem Titel »sonderbar, exzentrisch« die paranoide, die schizoide und die schizotypische Persönlichkeitsstörung. Unter dem Stichwort »dramatisch, emotional, launisch« werden die histrione, die narzisstische, die antisoziale und die Borderline-Persönlichkeitsstörung verstanden und unter die Hauptgruppe B subsummiert. In der Hauptgruppe C finden sich die selbstunsichere, die dependente und die zwanghafte Persönlichkeitsstörung, die das gemeinsame Merkmal der Angst auszeichnet. Die dimensionale Perspektive des DSM-5 (APA 2015) stellt eine alternative Möglichkeit dar und fasst PD als unangepasste Varianten von Persönlichkeitszügen mit fließenden Übergängen sowohl zur Normalität als auch zueinander auf. Das Fünf-Faktoren-Modell ist faktorenanalytisch abgesichert und gilt momentan als am aussichtsreichsten, um störungstypische Profile zu erstellen.

Die Prävalenz von PD liegt in der Allgemeinbevölkerung altersabhängig und transkulturell different zwischen 11,2–14,7 %, wobei für das Cluster A (sonderbar, exzentrisch) 4,3 %, für das Cluster B (dramatisch, emotional, launisch) 2,7 %, für das Cluster C (ängstlich) 4,6 % und andere PD ca. 6,8 % angegeben werden (Barnow et al. 2009, Santana et al. 2018).

PD haben eine außerordentliche komplexe Genese und die existierenden Modellvorstellungen sind sehr vielfältig. Das neuro-psycho-soziale Störungsmodell versucht alle Ursachen miteinander zu verknüpfen. Demografische Einflüsse spielen neben der biologischen Diathese (Genetik, Temperament, Intelligenz etc.) wie auch innerfamiliären und außerfamiliären Umweltfaktoren eine große Rolle (Barnow 2008). Aktuelle Studien zu den epigenetischen Prozessen stützen deren Evidenz in der Entwicklung von Persönlichkeitsstörungen. Umweltfaktoren, insbesondere frühkindliche Traumatisierungen, haben neben vielen neurofunktionalen Genen Einfluss auf die Entwicklung von Persönlichkeitseigenschaften. In der Ätiologie der Borderline-Persönlichkeitsstörung (BPS) und der antisoziale Persönlichkeitsstörung (ASPD) spielen hauptsächlich DNA-Methylierungen der Gene der serotonergen Rezeptoren HTR2A und HTR3A eine Rolle. Daneben beeinflusst die DNA-Methylierung auch Gene des glukokortikoiden Rezeptors NR3C1 und der MAOA-Gene (Bassir NA et al. 2018, Gescher et al. 2018, Ziegler & Domschke 2018). Der frühe Beginn und die kontrovers diskutierte Therapieresistenz der ASPD geht neben den genannten Ursachen auch davon aus, dass diese PD eine sogenannte Entwicklungsstörung sein könnte. Der Zusammenhang zwischen Delinquenz und PD ist am besten für das Cluster B, d. h. insbesondere für die ASPD, gut belegt. In Haft findet sich die ASPD bei drei Viertel aller Gefängnisinsassen, wobei Sexualstraftäter generell gehäuft PD aus dem Cluster B aufweisen (Dudeck et al. 2009, Eher et al. 2019). Antisoziale Persönlichkeitszüge finden sich bereits bei jungen Gewaltstraftätern, wobei bei erwachsenen Gewaltstraftätern vermehrt die Borderline-PD zu diagnostizieren ist (Sebastian et al. 2019, Wallinius et al. 2019). Serienmörder zeigen überzufällig häufig narzisstische, schizoide und zwanghafte Persönlichkeitszüge, die mit sexuellen Präferenzstörungen wie z. B. der des Masochismus, der homosexuellen Pädophilie, des Exhibitionismus und des Voyeurismus einhergehen können (Chan et al. 2015). Menschen mit einer ASPD sind wesentlich häufiger in häusliche Gewalt involviert; diese PD kann auch die wiederholte Aufnahme in die Untersuchungshaft gut vorhersagen. Hinzu kommt in der Regel noch ein Substanzkonsum, der die Lebensbedingungen der Betroffenen verkompliziert (Greene & Browne 2019, Thylstrup & Hesse 2018).

Zur Behandlung von PD stehen ausschließlich psychotherapeutische Verfahren zur Verfügung. Psychopharmakologische Interventionen können nur dann angewandt werden, wenn zudem komorbide Erkrankungen zu diagnostizieren sind, für die zugelassene Medikamente existieren. Grundsätzlich ist allerdings die Evidenz für die effektive psychotherapeutische Behandlung von Persönlichkeitsstörungen zu hinterfragen, da bislang fast nur Psychotherapiestudien zur Behandlung der Borderline-Persönlichkeitsstörung vorliegen, die nur einen sehr kleinen Teil der Prävalenz ausmacht. Die häufigste Persönlichkeitsstörung in der Allgemeinbevölkerung stellt nach wie vor die selbstunsichere aus der Hauptgruppe C dar (Bateman et al. 2015). Die Auswertung von neun Leitlinien zur Behandlung von Persönlichkeitsstörungen aus acht Ländern ergab, dass sich fünf nur auf die Behandlung der Borderline-PD und eine weitere ausschließlich auf die Therapie der ASPD beziehen. Die Leitlinien unterscheiden sich in ihrer qualitativen Ausfertigung sehr. Differenzen ergaben sich insbesondere hinsichtlich der Beachtung von neuen Techniken, der Transparenz von Methoden und in Bezug auf die Kombination von Expertenwissen und empirischen Daten (Simonsen et al. 2019). Die Wirksamkeit der Metakognitiven Therapie (MCT) ist wie die der Dialektisch-Behavioralen Therapie (DBT) bei der Behandlung der Borderline-Persönlichkeitsstörung am besten belegt (Linehan 1994, Nordahl & Wells 2019, Reyes-Ortega et al. 2019). Die Schematherapie eignet sich gut zur Anwendung bei der narzisstischen Persönlichkeitsstörung (Dieckmann & Behary 2015, Young et al. 2008). Die mentalisierungsbasierte Therapie (MBT) nach Fonagy ist in der Behandlung von persönlichkeitsgestörten Maßregelpatienten gut geeignet (Bateman & Fonagy 2013).

Exkurs Antisozialität und Psychopathie

Inwieweit Antisozialität eine diagnostische Entität oder eher einen spezifischen Lebensstil darstellt, war und ist ein immerwährender Diskussionspunkt zwischen Philosophen, Psychologen und Medizinern, was die nachfolgende Ideengeschichte illustrieren soll. Bereits Aristoteles (384–322 v. Chr.) beschrieb antisoziale Menschen als »skrupellos« und war gegenüber der Egozentrizität dieser Menschen ratlos. Der französische Psychiater Philippe Pinel (1745–1826) ging in seiner Erklärung von einer »Manie sans délire« aus und der britische Psychiater Benjamin Rush (1746–1813) sprach von einer »moral alienation of mind«. Der englische Arzt James Cowles Prichard (1786–1848) entwickelte das Konzept der »moral insanity«, welches einen großen Überschneidungsbereich zur Monomanielehre des französischen Psychiaters Jean Dominique Esquirol (1772–1840) aufwies. 1891 veröffentliche der deutsche Psychiater Julius Ludwig August Koch (1841–1908) sein Buch »Die psychopathischen Minderwertigkeiten«, worin er als Anhänger der genetischen Degenerationslehre Antisozialität als genetisch determinierte Störung begriff. Emil Kraepelin (1856–1926) erarbeitete Anfang des 20. Jahrhunderts sieben Prägnanztypen psychopathischer Persönlichkeiten heraus. Diese waren im Einzelnen:

- Erregbare Psychopathen,
- Haltlose Psychopathen,
- Streitsüchtige Psychopathen,
- Triebmenschen,
- Lügner und Schwindler (»Pseudologia phantastica«),
- Gesellschaftsfeinde.

In dieser Ordnung wurden die Gesellschaftsfeinde (Antisoziale) durch eine ausgesprochene sittliche Stumpfheit, eine starke Reizbarkeit, Eitelkeit und Selbstgefälligkeit, einen Mangel tieferer gemütlicher Regungen und an Mitgefühl charakterisiert. Ferner führte er aus, dass fast alle Kranken mit dem Strafgesetz in Widerstreit geraten und diesbezüglich eine außerordentlich hohe Rückfälligkeit zeigen (Kraepelin 1915). Kurt Schneider (1887–1967), der zunächst Oberarzt bei Gustav Aschaffenburg war und später das jetzige Max-Planck-Institut für Psychiatrie leitete, war bis zu seiner Emeritierung Lehrstuhlinhaber für Psychiatrie in Heidelberg. In seinem Hauptwerk »Klinische Psychopathologie« teilte er die psychischen Störungen in insgesamt fünf Gruppen ein, wobei er die Antisozialität unter die psychopathischen Persönlichkeiten subsummierte. Der US-amerikanische Psychologe George Everett Partridge (1870–1953) postulierte dann 1930 die Trennung von »psychopathy« und »soziopathy« und nahm damit die 80 Jahre später formulierte Gen-Umwelt-Interaktion in der Ätiopathogenese der antisozialen Persönlichkeitsstörung vorweg. Gut 20 Jahre später wurde 1952 die Diagnose der soziopathischen Persönlichkeitsstörung in das DSM-I der American Psychiatric Association aufgenommen (Übersicht bei Boetsch 2008). Mittlerweile findet sich die kategoriale Beschreibung in den aktuellen Klassifikationssystemen und lässt viel Spielraum für Interpretationen. Deshalb wurde der Versuch einer Spezifizierung von als zu allgemein erlebten deskriptiven Symptomclustern mit dem Ziel unternommen, einen kriminalprognostischen relevanten Persönlichkeitstypus zu identifizieren, und der Begriff der Psychopathie wieder in den Fokus genommen.

Die Erstbeschreibung des modernen Psychopathiebegriffes findet sich bereits in Hervey Milton Cleckleys (1903–1984) Buch »The mask of sanity«, welches er 1941 publizierte. Er sah Antisozialität genauso wie z. B. die Schizophrenie als eigenständige Entität an und formulierte insgesamt 16 Items zu deren Beschreibung. Cleckley (1941) legte in seiner Typologie einen besonderen Schwerpunkt auf das Fehlen produktiv-psychotischer Phänomene und sah kriminelles Verhalten nicht als Diagnosevoraussetzung. Obwohl sich die Forschungsbemühung von Hare später nahezu vollständig auf Cleckley bezogen, beschrieb er die polytrope Kriminalität und auch Jugendkriminalität als diagnostisches Merkmal und arbeitete Impulsivität und fehlende Verhaltenskontrolle als wichtigstes Charakteristikum heraus (Hare & Hart 1996). In den diagnostischen Kriterien des DSM-5 (2015) gehen dezidiert Impulsivität und die Unfähigkeit, vorausschauend zu planen, auf das Konzept von Hare zurück, wohingegen sich diese Eigenschaften in der ICD-10 nicht finden. Dort wird der auf Kraepelin zurückgehende Gedanke Cleckleys bezüglich der fehlenden kriminellen Vorgeschichte wieder aufgegriffen (WHO 1993, APA 2015). Die Charakterisierung der Patienten als besonders unempfänglich für soziale Kontrolle und mit fehlendem Schuldbewusstsein ausgestattet, geht auf beide Typologien zurück (Andrews & Bonta 2006). Darin zeigt sich, wie kontrovers Antisozialität und Psychopathie heute noch diskutiert werden. Tabelle 4.2 zeigt die aktuellen Kriterien des ICD-10 und des DSM-5 (▶ Tab. 4.2):

Tab. 4.2: Definition Antisozialität in ICD-10 und DMS-5

Dissoziale PST (ICD-10: F 60.2)	Antisoziale PST (DSM-5: F 60.2)
• Herzloses Unbeteiligtsein gegenüber den Gefühlen anderer. • Deutliche und andauernde Verantwortungslosigkeit und Missachtung sozialer Normen, Regeln und Verpflichtungen. • Unvermögen zur Beibehaltung längerfristiger Beziehungen, aber keine Schwierigkeiten, Beziehungen einzugehen. • Sehr geringe Frustrationstoleranz und niedrige Schwelle für aggressives, auch gewalttätiges Verhalten. • Unfähigkeit zum Erleben von Schuldbewusstsein oder zum Lernen aus Erfahrung, besonders aus Bestrafung. • Neigung, andere zu beschuldigen oder vordergründig Rationalisierungen für das eigene Verhalten anzubieten, durch welches die Person in einem Konflikt mit der Gesellschaft geraten ist.	• Versagen, sich in Bezug auf gesetzmäßiges Verhalten gesellschaftlichen Normen anzupassen, was sich in wiederholtem Begehen von Handlungen äußert, die einen Grund für eine Festnahme darstellen. • Falschheit, die sich in wiederholtem Lügen, dem Gebrauch von Decknamen oder dem Betrügen anderer zum persönlichen Vorteil oder Vergnügen äußert. • Impulsivität oder Versagen, vorausschauend zu planen. • Reizbarkeit und Aggressivität, die sich in wiederholten Schlägereien oder Überfällen äußert. • Rücksichtslose Missachtung der eigenen Sicherheit bzw. Sicherheit anderer. • Durchgängige Verantwortungslosigkeit, die sich im wiederholten Versagen zeigt, eine dauerhafte Tätigkeit auszuüben oder finanziellen Verpflichtungen nachzukommen. • Fehlende Reue, die sich in Gleichgültigkeit oder Rationalisierung äußert, wenn die Person andere Menschen gekränkt, misshandelt oder bestohlen hat.

Neben der kategorialen Bestimmung der antisozialen Persönlichkeitsstörung wird aktuell auch an der dimensionalen Betrachtung festgehalten. Diese bezieht sich auf die Psychopathie, welche als die gefährlichste und schädlichste psychische Störung beschrieben wird, die durch einen überheblichen und oberflächlichen Interaktionsstil, affektive Defizite und insbesondere durch Impulsivität gekennzeichnet ist (Skeem et al. 2007). Trotzdem weisen die Psychopathiemerkmale nach Hare (2003) große Überschneidungen zur kategorialen Definition auf (Alpers & Eisenbarth 2008). Zur Erfassung von Psychopathie liegen mehrere Fremd- als auch Selbstrating-Instrumente vor. Die am häufigsten verwandte ist sicherlich die Psychopathie-Checklist von Hare, die auf die Merkmalsliste von Cleckley aufbaut und insgesamt 20 Merkmale enthält (PCL-R; Hare 2003):

1. Oberflächlicher Charme
2. Grandiose Selbstüberschätzung
3. Stimulationsbedürfnis
4. Pathologisches Lügen
5. Manipulatives Verhalten
6. Fehlende Reue

7. Flacher Affekt
8. Fehlende Empathie
9. Parasitärer Lebensstil
10. Geringe Verhaltenskontrolle
11. Promiskuität
12. Frühzeitige Verhaltensprobleme
13. Fehlende realistische Lebensplanung
14. Impulsivität
15. Verantwortungslosigkeit
16. Fehlende Verantwortungsübernahme
17. Viele kurzzeitige Beziehungen
18. Jugendkriminalität
19. Verstöße gegen Bewährungsauflagen
20. Polytrope Kriminalität

Faktorenanalytische Untersuchungen konnten zeigen, dass mindestens zwei Faktoren differenziert werden können (▶ Abb. 4.3). Der PCL-Faktor-1 enthält die interpersonellen und affektiven Aspekte von Psychopathie und wird »Furchtlose Dominanz« genannt. Der PCL-Faktor-2 umfasst die dissozialen und verantwortungslosen Verhaltensweisen und wird als »Impulsive Antisozialität« bezeichnet. PCL-Faktor-1 weist große Zusammenhänge mit geringem Angst- und Stressempfinden, Narzissmus und sozialem Einfluss auf, während der PCL-Faktor-2 mit Aspekten der antisozialen Persönlichkeitsstörung, kriminellem Verhalten, einem belohnungsabhängigem Temperament und geringem sozioökonomischen Status in Verbindung gebracht wird (Harpur et al. 1989). Mittlerweile existieren darüber hinaus auch das Drei- und Vier-Faktoren-Modell (Cooke & Michie 2001, Eisenbarth 2014, Sevecke et al. 2012).

Daneben ist eine Unterteilung in einen primären und einen sekundärer Subtypus von Bedeutung und hat sich insbesondere in der Beurteilung von weiblicher Psychopathie durchgesetzt. Der primäre Subtypus ist mit einem anlagebedingten fehlenden Gewissen, niedriger Ängstlichkeit und eher emotionaler Stabilität assoziiert (Lykken 1995, Salekin 2010, Skeem 2007). Diese Merkmale gehen mit nicht-gewalttätigem Verbrechen und instrumenteller Aggression einher. In der Regel besteht eine gute soziale Einbindung. Der sekundäre Subtypus ist gekennzeichnet durch neurotische Konflikthaftigkeit, hohe Ängstlichkeit und ein geringes Selbstbewusstsein. Die Probleme beginnen sehr früh und ein gutes Funktionsniveau wird selten erreicht. Bei diesem Subtypus ist das Auftreten einer Posttraumatischen Belastungsstörung (PTBS) nicht ungewöhnlich (Brinkley et al. 2008, Hicks et al. 2010).

Aufgrund uneinheitlicher diagnostischer Kriterien und zahlreicher syndromaler Überschneidungen erscheint die antisoziale Persönlichkeitsstörung psychopathologisch schwer fassbar und verkompliziert die Grundlagenforschung erheblich (Dudeck et al. 2014). Wenn man aber diese Persönlichkeitsstörung als Extrem im Kontinuum sozialen Verhaltes begreift, dann liegen ihrer Entstehung und ihrem Ausdruck ähnliche Mechanismen zugrunde wie gewalttätiges Verhalten im Allgemeinen (Dyck & Mathiak 2013, ▶ Kap. 4.7.6).

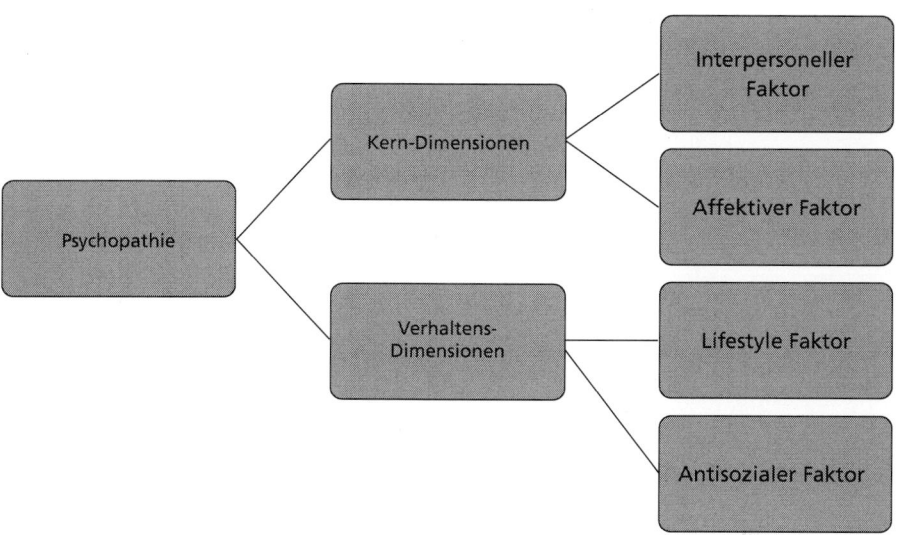

Abb. 4.3: Faktorenstruktur des Psychopathie-Konzepts nach Hare

4.7.7 Störungen der Sexualpräferenz

Der Begriff der Sexualität existiert als kulturell-symbolische Form erst seit ca. 200 Jahren und ausschließlich im europäischen und amerikanischen Kulturkreis (Sigusch 2008). Das ist bezogen auf die Menschheitsgeschichte ein sehr kurzer Zeitraum, in dem versucht wurde, eine Definition von Sexualität und deren Störungen zu finden. Tatsächlich kann die Definition von sexueller Gesundheit nicht losgelöst von dem Problem der jeweiligen gesellschaftlichen Normen gesehen werden. Zudem steht sexuelles Verhalten und Erleben nicht nur in Zusammenhang mit äußeren, sondern auch inneren Normen und damit in einem Spannungsfeld zwischen soziokulturellen Einflüssen und den subjektiven Maßstäben, die bestimmen, was das Individuum als für sich angemessen empfindet. Da Sexualität in der Regel zwischen zwei Menschen stattfindet, ist sexuelle Gesundheit auch von der Befindlichkeit und dem sexuellen Erleben des jeweiligen Partners abhängig. Eine Definition kann sich aber nicht nur auf die Sexualpraktik, die in der Gesellschaft als normal empfunden wird, und auf den Partner beziehen, sondern darüber hinaus auch auf die Gefühle füreinander, ein Sich-Verstehen und die Liebe selbst (Vetter 2008). Darauf basiert auch die aktuelle Definition der WHO (1993) (▶ Kap. 5.7). Die Darstellung abweichenden Sexualverhaltens ist ebenfalls nicht komplikationslos möglich, da sich medizinische, psychiatrische und psychologische Betrachtungen einerseits und gesellschaftliche Voreingenommenheiten sowie strafrechtliche Normierungen andererseits überschneiden, vermengen und sich durchaus widersprechen. Kontrovers bleibt auch die Diskussion um die Benennung der Störung. In Gebrauch sind »Devianz«, »abweichendes Verhalten«, Dissexualität und »Paraphilie«. Eine befriedigende Lösung wurde bis heute nicht gefunden.

Der Begriff der *Paraphilie* bezeichnet jedes intensive und anhaltende sexuelle Interesse über mehr als sechs Monate, das kein sexuelles Interesse an genitaler Stimulation oder am Vorspiel für sexuelle Handlungen mit phänotypisch normalen, körperlich erwachsenen, einwilligenden menschlichen Partnern ist. Paraphile Symptome sind dann eine Paraphilie, wenn diese zu Leiden oder Beeinträchtigung des Betroffenen führen, oder deren Befriedigung mit persönlichem Schaden oder dem Risiko der Schädigung anderer verbunden ist. Die Einteilung in zwei Untergruppen bezieht sich zum einen auf ungewöhnliche Verhaltenspräferenzen, die wiederum in Störungen des Werbeverhaltens unterteilbar sind, welche verzerrte Aspekte menschlichen Werbeverhaltens widerspiegeln (z. B. Fetischismus), und in algolagnische Störungen (z. B. Sadomasochismus). Die zweite Gruppe bezieht sich auf ungewöhnliche Objektpräferenzen. Eine Paraphilie ist eine notwendige, aber keine hinreichende Bedingung für das Vorhandensein einer paraphilen Störung und rechtfertigt oder erfordert für sich genommen nicht notwendigerweise eine therapeutische Intervention (APA 2015). Damit ist im DSM-5 allen sexuellen Störungen der Charakter der Krankheit genommen worden. Dass z. B. pädophile Handlungen strafbar sind und sanktioniert werden, rechtfertigt nicht, eine Krankheit zu postulieren.

Die Prävalenz paraphiler Störungen in nichtklinischen Stichproben ist nach wie vor nicht abschließend geklärt. Eine Untersuchung anhand einer kanadischen Stichprobe bestehend aus mehr als 1.000 Personen aus der Allgemeinbevölkerung ergab, dass ca. die Hälfte der Befragten sexuelles Interesse an paraphilen Praktiken hat und etwa ein Drittel diese auch lebt. Jeder sechste gab Interesse an Voyeurismus, Fetischismus, Frotteurismus und Masochismus an, ohne dass sich Unterschiede zwischen den Geschlechtern zeigten. Masochismus war mit einem signifikant zufriedeneren Sexualleben der Befragten verbunden (Joyal & Carpentier 2017). Italienische Studenten wurden an sechs Universitäten zu ihrem Sexualleben befragt. 50,6 % der Männer und 41,5 % der Frauen gaben an, mindestens einmal paraphiles Verhalten gezeigt zu haben. Frauen berichteten ein größeres Interesse an Fetischismus und Masochismus. Männer hingegen zeigten ein signifikant erhöhtes Interesse an Voyeurismus, Exhibitionismus, Sadismus und Frotteurismus. Psychopathologische Auffälligkeiten und sexuelle Dysfunktionen waren an hypersexuelles Verhalten assoziiert (Castellini et al. 2018).

Das sexuelle Interesse an Kindern jünger als 12 Jahre betraf in einer finnischen Zwillingsstudie 0,2 % der Männer und das sexuelle Interesse an Kindern, die jünger als 15 Jahre alt sind, 3,3 % der Männer aus der Allgemeinbevölkerung (Santtila et al. 2015). Die Häufigkeit von Sadomasochismus in der Allgemeinbevölkerung wurde von einer belgischen Forschergruppe anhand von 1.027 Probanden untersucht. Diese fanden generell ein sehr hohes Interesse an sadomasochistischen Handlungen, wenngleich 46,8 % der Teilnehmer mindestens einmal in ihrem Leben diese auch durchgeführt haben. Darüber hinaus berichteten 22 % sadomasochistische Sexualfantasien und 12,5 % lebten regulär in sadomasochistischen Beziehungen (Holvoet et al. 2017). Eine finnische Zwillingsstudie mit 5.990 Teilnehmern berichtete, dass das sexuelle Interesse an Exhibitionismus, Masochismus, Sadismus und Voyeurismus auch deren Verhalten bedingt und kriminelle Handlungen hervorbringt (Baur et al. 2016). Eine retrospektive Analyse des Istanbuler Instituts für forensische Medizin wertete mehr al 100.000 Fälle aus den Jahren 1984–2004 aus und fand, dass pädophile Handlungen zu 60,3 % vertreten waren. Exhibitionismus wurde zu 8,1 % und Fetischismus zu 5,9 % beobachtet. 13 % der Probanden wiesen mehr als eine paraphile Störung auf und 54,7 % traten delinquent in Erscheinung (Taktak et al. 2016).

Sexualstraftäter mit einem hohen Rückfallrisiko stellen eine hochkomplexe und insbesondere heterogene Gruppe dar und sind für forensische Psychiater und Psychologen eine große Herausforderung. Woodworth und Kollegen (2013) analysierten 139 Sexualstraftäter und fanden signifikante Unterschiede zwischen Eigenschaften der Straftäter, den Sexualfantasien, den paraphilen Störungen und dem Ausmaß an Psychopathie, sodass eigentlich keine Gruppenvergleiche, sondern nur Einzelfallanalysen sinnvoll erscheinen, dass Rückfallrisiko zu mindern. Unabhängig davon zeigen Sexualstraftäter überzufällig häufig psychische Erkrankungen, die behandlungsbedürftig sind. Vielfach lassen sich ein schädlicher Gebrauch von Alkohol und Persönlichkeitsstörungen aus dem Cluster B finden (Eher et al. 2019).

Pathogenetisch sind paraphile Störungen ebenso wie psychische Erkrankungen multifaktoriell bedingt. Als Ursachen werden konstitutionell-biologische Faktoren, frühkindliche invalidierende Sozialisationsbedingungen und aktuelle negative Lebensereignisse wie Partnerschaftsprobleme, Verlust von Arbeitsplatz, Geburt eines Kindes und Selbstwertkrisen diskutiert (Vetter 2007). So zeigen pädophile Sexualstraftäter im Vergleich mit nichtpädophilen Kindesmissbrauchern und Kontrollen mehr psychiatrisch relevante Erkrankungen, sexuelle Dysfunktionen und selbst erlebten sexuellen Missbrauch in der Kindheit (Gerwinn et al. 2018). Unabhängig davon sind verschiedene Typologien von Sexualstraftätern postuliert worden, die allerdings fast ausschließlich für pädophile Sexualstraftäter gelten und daher keine Allgemeingültigkeit besitzen (Beier 1995, Schorsch 1971). Hinzu kommen psychodynamische Theorien, die die Perversion als kreative Abwehrleistung und Funktion sehen, die den Aufbau, den Zusammenhalt, die soziale Anpassung und das Selbsterleben der Persönlichkeit ermöglichen. Für Morgenthaler (1974) hatte die Perversion die Funktion einer Plombe, für Khan (1983) die Funktion, die narzisstische Spannung aufzuheben, die mit der Dissoziation früherer Beziehungen einhergeht, und für McDougall (1985) war es die Möglichkeit, bestimmte unbewusste Fantasien zu bewahren. Speziell sind sadomasochistische Interessen an eine gewisse narzisstische Vulnerabilität gebunden (Rosegrant 2012). Lerntheoretische Vorstellungen erklären paraphile Störungen zum einen mit der klassischen Konditionierung, d. h. mit der Koppelung eines ungewöhnlichen Reizes (z. B. Wäschestück) mit der sexuellen Erregung, und zum anderen durch operante Konditionierung, die dadurch entstehen kann, dass bei einer bestimmten Erregtheit immer wieder der gleiche spezielle Reiz zur entspannenden Lusterfahrung (Orgasmus) gesucht wird, der dann als Belohnung erlebt und beibehalten wird. Hochwahrscheinlich sind es aber eher die integrativen psychologischen Erklärungsansätze für die paraphile Sexualdelinquenz, die eine Einzelfallanalyse ermöglichen. Darüber hinaus werden auch hirnstrukturelle Auffälligkeiten erwogen, die gemeinsam mit paraphilen Störungen im Sinne einer Pädophilie auftreten. So finden sich bei pädophilen Sexualstraftätern Volumenminderungen in der grauen Substanz dorsomedial präfrontal, aber auch im anterioren cingulären Cortex (Schiffer et al. 2017). Neuropsychologische Defizite bei pädophilen Sexualstraftätern haben sich eher als unspezifisch herausgestellt (Franke et al. 2019). Zum Verständnis des Sadomasochismus sind die Geschlechtsidentität, die Hormonspiegel und das Belohnungssystem ätiologisch ebenfalls von Bedeutung (De Neef et al. 2019).

Für die Therapie von paraphilen Störungen stehen sowohl psychotherapeutische als auch medikamentöse Strategien zur Verfügung. Seit 1992 wird das Sexual Offender Treatment Programm (SOTP) von Hanson (2002) angewandt, welches 2017 von Mews und Kollegen evaluiert wurde. Es handelt sich um ein kognitiv-behaviorales Verfahren, das zur Behandlung von inhaftierten Sexualstraftätern entwickelt wurde. Zwischen 2000 und 2012 wurden 2.562 inhaftierte Sexualstraftäter in England und Wales behandelt. Diese wurden mit 13.219 unbehandelten Sexualstraftätern in Bezug auf 87 Items parallelisiert und über 13,9 Jahre beobachtet. Die generelle Rückfälligkeit betrug in der Interventionsgruppe 10 % und in der der unbehandelten Gruppe nur 8 %. Für pädophile Straftaten sah es ähnlich aus. Während die behandelten pädophilen Straftäter zu 4,4 % einschlägig rückfällig wurden, begingen nur 2,9 % der unbehandelten pädophilen Sexualstraftäter ein pädophiles Delikt. Die Konsequenz daraus war die Beendigung dieser Therapie in England und Wales. Die in Deutschland adaptierte Version – Behandlungsprogramm für Sexualstraftäter – wird in einer revidierten Fassung angeboten, da Psychotherapie die Basistherapie bei sexuellen Störungen darstellt (Wischka et al. 2012). Alternativen gibt es bislang nicht. Je nach Schwere und Gefährlichkeit kann diese mit einer antihormonellen Therapie gekoppelt werden. Infrage kommen Cyproteronacetat und GnRH-Agonisten oder eine Behandlung mit Serotonin-Wiederaufnahmehemmern (SSRI). Richtungsweisend für Deutschland ist nach wie vor die Behandlungsleitlinie Störungen der sexuellen Präferenz (DGPPN 2007).

4.7.8 Impulskontrollstörungen

Abnorme Gewohnheiten und Störungen der Impulskontrolle sind eine Art Ausschlusskategorie in den gängigen Klassifikationen psychischer Störungen, weil diese klinisch eher Symptom- bzw. Syndromcharakter haben und nicht als eigene Entität fungieren. Nicht zuletzt deshalb werden laut WHO verschiedene nicht an anderer Stelle klassifizierbare Verhaltensstörungen darunter subsummiert (1993). Charakteristisch sind wiederholte Handlungen ohne vernünftige Motivation, die im Allgemeinen für die betreffende Person oder für andere Menschen lebenszerstörend sein können, wobei die Betroffenen von unkontrollierbaren Impulsen berichten. Das gemeinsame Merkmal besteht also im wiederholten, vollständigen oder teilweisen Versagen der willentlichen Beherrschung eines Impulses.

Neben dem Verlust der Impulskontrolle sind weitere vier Kriterien für die Diagnose notwendig (Herpertz & Saß 1997, WHO 1993):

- Die Handlung ist für die eigene Person oder für andere schädlich.
- Vor Durchführung der Handlung tritt ein zunehmendes Gefühl von Anspannung und/oder Erregung auf.
- Während der Durchführung der Handlung wird Vergnügen, Befriedigung oder Erleichterung empfunden.
- Unmittelbar nach der Handlung können (müssen aber nicht) echte Reue, Selbstvorwürfe oder Schuldgefühle auftreten.

Die wichtigsten Formen, welche sich seit der Formulierung der Monomanielehre von Esquirol (1827) herauskristallisiert und bis heute Bedeutung haben, sind das pathologische Glücksspiel, die pathologische Brandstiftung und das pathologische Stehlen.

Das *pathologische Glückspiel* ist ein ubiquitär vorkommendes Phänomen und reicht vom Spielen in Spielbanken bis zum Internetspielen. Es besteht in häufig wiederholtem episodenhaftem Glücksspiel, welches die Lebensführung der betroffenen Person beherrscht und zum Verfall der sozialen, beruflichen, materiellen und familiären Werte und Verpflichtungen führt. Die Betroffenen setzen ihren Beruf und ihre Anstellung aufs Spiel, machen hohe Schulden und lügen oder handeln ungesetzlich, um an Geld zu kommen oder um die Bezahlung von Schulden zu umgehen. Sie beschreiben einen intensiven, kaum kontrollierbaren Drang zum Glücksspiel, der verbunden ist mit einer gedanklichen und bildlichen Beschäftigung, und die Drangzustände verstärken sich häufig in belastenden Lebenssituationen (WHO 1993).

Der Verlauf dieser Impulskontrollstörung ist durch phasenspezifische Aspekte gekennzeichnet. Es beginnt zunächst mit einem gelegentlichen Glückspiel und manifestiert sich sukzessive, wobei folgende Phasen zu unterscheiden sind (Ebert & Hecht 2012):

- Gewinnphase,
- Verlustphase,
- Verzweiflungsphase.

Weltweit wurde bis 2004 von einer durchschnittlichen Prävalenz von 1,0 % ausgegangen, wobei bereits 1994 in Neuseeland von einer Häufigkeit über 2,7 % und bei weiteren 4,2 % der Stichprobe ein problematisches Spielverhalten berichtet wurde (Cunningham-Williams et al. 2004, Volberg & Abbott 1997). Aktuelle Zahlen belegen für die USA eine Prävalenz von 0,5 % und in Frankreich von 2,9 % (Dezutter et al. 2019, Potenza et al. 2019). Mittlerweile ist das pathologische Glücksspiel auch in Hongkong identifiziert und geht dort wie in Indien mit Problemen am Arbeitsplatz und vermehrter interpersoneller Gewalt einher (Bhatia et al. 2019, Yu & Ma 2019). Untersuchungen an US-amerikanischen Studenten belegen, dass Studenten mit einer Spielsucht ca. viermal häufiger über Stresserleben berichten und nahezu 18-mal häufiger einen Suizidversuch begingen. Hinzu kam delinquentes Verhalten in Form von Marihuanaverkauf, Peergroup-Kämpfen und Benutzung von Handfeuerwaffen (Cook et al. 2015). Die Prävalenz des pathologischen Spielens ist in Straftäterpopulationen um ein Vielfaches höher und liegt zwischen 5,9–73 %, wobei die Geschlechterunterschiede marginal sind (Banks et al. 2019). In Deutschland gaben 7,3 % der Gefangenen an, Probleme mit pathologischem Spielen zu haben. In der Regel war die aktuelle Haftstrafe Folge dieses Verhaltens (Zurhold et al. 2014).

Ursächlich wird das Zusammenspiel von Charakteristika des Glücksspiels, Persönlichkeitsstruktur des Spielers und das soziale Umfeld, das den Spieler umgibt, angenommen. Die genomweite Analysestudie des pathologischen Spielens konnte keine signifikanten Ergebnisse liefern (Lang et al. 2016). In einer Multicenterstudie konnten bei 165 Patienten mit pathologischem Glücksspiel im Vergleich zu gesunden Kontrollen Veränderungen in der orbitofrontalen sulcogyralen Struktur gefunden werden, die für die Entscheidungsfindung und das Belohnungsverhalten verantwortlich gemacht werden (Li et al. 2019). Des Weiteren lassen sich neurokognitive Auffälligkeiten wie die einer verminderten Inhibitionsfähigkeit, Einschränkungen der kognitiven Flexibilität und ein weniger erfolgreiches Planungsverhalten finden (Goudriaan et al. 2006).

Menschen, die von der Diagnose des pathologischen Spielens betroffen sind, stellen keine homogene Population dar. Dementsprechend schwierig ist es, Interventionen für eine erfolgversprechende Behandlung zu finden. Möglichkeiten stellen vor allem Therapieansätze dar, die nondirektiv und empathisch vorgehen und finanzielle Beratung sowie pharmakologische Behandlungen anbieten (Rodda et al. 2012). Wie in der Therapie von Abhängigkeitserkrankungen angewandt, stellen deshalb das Motivational Interviewing nach Miller und Rollnick (2015) und die für Abhängigkeitserkrankte modifizierte Dialektisch-Behaviorale Therapie nach Linehan (1994) gute Interventionsmöglichkeiten dar. Eine additive Therapie mit Psychopharmaka umfasst vor allem die Gabe von selektiven Serotonin-Wiederaufnahmehemmern (SSRI) oder Opioidantagonisten. Anhand einer Metaanalyse über 14 randomisierte placebokontrollierte Studien mit 1.024 Patienten konnte gezeigt werden, dass zu mindestens die Opioidantagonisten einen signifikanten, jedoch im Vergleich zur Kontrollgruppe (Placebo) geringen Mehrwert erbringen (Bartley & Bloch 2013).

Die *pathologische Brandstiftung* ist eine sehr seltene Störung, die durch häufige anscheinend unmotivierte vollendete oder versuchte Brandstiftungen an Häusern oder an anderen Objekten definiert ist. Hinzu muss die Beschäftigung mit allem, was mit Feuer und Brand in Zusammenhang steht, kommen. Die betreffenden Personen interessieren sich übermäßig für Löschfahrzeuge und Gegenstände zur Brandbekämpfung sowie für andere mit Feuer in Verbindung stehende Themen und alarmieren gerne die Feuerwehr (WHO 1993). Der Versuch einer Typologisierung anhand des Tatmotivs und Tatmerkmalen ergab, dass drei Motivkategorien gebildet werden können (Bondü 2006):

- Bedürfnis nach Aufmerksamkeit,
- Faszination,
- Vandalismus/Sensationsbedürfnis.

Zudem konnten rationale, rein aggressive und wahnhafte Motive herausgearbeitet werden. Hinsichtlich geeigneter Klassifikationsvariablen erwies sich die Einteilung in »Altersgruppen« sowie »Einfach- vs. Mehrfachtäter« und »Einzel- vs. Gruppentäter«. Diese Klassifikation wurde von der Polizei entwickelt, um bei polizeilichen Ermittlungen von objektiven Tatmerkmalen Hinweise auf die Person des Täters ableiten zu können. Im Detail ist diese durchaus in der forensischen Psychiatrie nutzbar.

Hinsichtlich der Prävalenz sind die Zahlen weit weniger aussagekräftig als bei anderen klinisch relevanten Störungen, weil Brandstiftung zwar ein aufsehenerregendes Phänomen ist, aber selbst unter den Impulskontrollstörungen am seltensten auftritt. Die Ergebnisse der in den USA durchgeführten National Surveys gehen von 4,5 % der jugendlichen Allgemeinbevölkerung aus. Die dort identifizierten Jugendlichen zeichneten sich durch eine geringere Bildung und durch massive Aufmerksamkeitsprobleme aus (Howell Bowling et al. 2013). Jugendliche im Alter von 12 bis 18 Jahren, die über selbstverletzendes Verhalten, riskanten Substanzkonsum und Suizidalität berichten, zeigen ebenfalls wiederholtes Feuerlegen. Dabei handelt es sich zwar um eine kleine, aber um eine Hochrisikogruppe, die insbesondere früher Interventionen bedarf, damit es nicht zu schwereren Straftaten kommt (Tanner et al. 2016). Oft ist Brandstiftung auch ein erstes Symptom einer später auftretenden Erkrankung aus dem schizophrenen Formenkreis. Eine finnische Studie untersuchte prospektiv 111 Brandstifter im Alter von 15 bis 25 Jahren und begleitete diese nahezu 40 Jahre. 12,6 % der Probanden entwickelte eine Schizophrenie; die Kontrollgruppe zeigte das Auftreten dieser Erkrankung lediglich zu 1 % (Thomson et al. 2017). Besonders findet sich das Symptom Brandstiftung bei Menschen mit Intelligenzminderung, wobei geschlechtsspezifisch keine Unterschiede bestehen. Kennzeichnend sind hier psychiatrische Behandlungen in der Vorgeschichte bei etwa jedem Dritten (Ducat et al. 2013, Tyler & Gannon 2012). Die 10-Jahres-Katamnese anhand von 129 Brandstiftern ergab, dass 41 einschlägig rückfällig wurden, wobei der mituntersuchte Psychopathiescore nur Prädiktor für die allgemeine Rückfälligkeit, aber nicht speziell für das Feuerlegen war (Thomson et al. 2015). In einem 10-Jahres Follow-up anhand von 128 feuerlegenden Kindern und Jugendlichen war die einschlägige Rückfälligkeit mit 2 % sehr gering. Die generelle Rückfälligkeit lag hingegen mit 59 % außerordentlich hoch, wobei 15 % der Jugendlichen schwere Straftaten begingen (Lambie et al. 2013). Die Ursachen für die Brandstiftung sind weiterhin unklar, wenngleich wie berichtet die Assoziation an psychische Störungen wie Schizophrenie und Intelligenzminderung zu beobachten ist. Korrelationen zwischen kindlichen Traumatisierungen und späterem Feuerlegen scheinen zu bestehen (Root et al. 2008). Ebenso ist antisoziales Verhalten signifikant und positiv mit Brandstiftung verknüpft (MacKay et al. 2006). Daher liegen die therapeutischen Bemühungen eher in der Behandlung der zugrundeliegenden Störung, welche von einem Risikoassessment begleitet wird. Hilfreich sind hauptsächlich kognitiv-behaviorale Therapien und psychoedukative Maßnahmen (Peters & Freeman 2016). Medikamentöse Strategien sind in der Literatur bisher nicht berichtet worden.

Das *pathologische Stehlen* ist durch ein häufiges Nachgeben gegenüber Impulsen, Dinge zu stehlen, die nicht zum persönlichen Gebrauch oder der Bereicherung dienen. Die Gegenstände werden häufig weggeworfen, weggegeben oder gehortet. Die betroffene Person beschreibt gewöhnlich eine steigende Spannung vor der Handlung und ein Gefühl der Befriedigung während und sofort nach der Tat. Zwar versucht sie im Allgemeinen, die Tat zu verbergen, ohne jedoch alle Möglichkeiten hierzu auszunutzen. Der Diebstahl (in Geschäften oder an anderen Orten) wird allein und ohne Komplizen durchgeführt. Die Betroffenen können Angst, Verzagtheit und Schuldgefühle zwischen den einzelnen Diebstählen zeigen, aber das verhindert den Rückfall nicht. Fälle, auf die diese Beschreibung zutrifft und die nicht sekundär als komorbides Symptom auftreten, sind sehr selten (WHO 1993). Während das Stehlen als Symptom wesentlich häufiger vorkommt als in Form einer Impulskontrollstörung, bleibt es ein fast ausschließlich weibliches Phänomen. Grundsätzlich sind drei Verlaufstypen zu identifizieren (Ebert & Hecht, 2012):

- Intermittierender Verlauf mit kurzen symptomatischen Episoden und langer Symptomfreiheit,
- Intermittierender Verlauf mit protrahierten, langanhaltenden symptomatischen Episoden und kürzeren symptomfreien Zeiten,
- Einfach chronischer Verlauf mit fluktuierender Intensität der Symptome.

Das pathologische Stehlen beginnt in der Regel in der späteren Adoleszenz und manifestiert sich im jungen Erwachsenenalter. Die Prävalenz liegt in den USA bei 11,3 % und ist streng an Essstörungen, Substanzkonsum und affektive Erkrankungen gekoppelt. Bei der antisozialen Persönlichkeitsstörung gehört es als Lebensstil dazu (Blanco et al. 2008, Grant & Odlaug 2008, Miyawaki et al. 2018). Frauen sind deutlich überrepräsentiert und zeigen im Vergleich zu betroffenen Männern andere assoziierte Symptome. Sie sind häufiger verheiratet, stehlen zumeist Dinge für den Haushalt und horten diese. Darüber hinaus weisen Frauen vermehrt Essstörungen auf (Grant & Potenza 2008). Alkoholkonsum und der Gebrauch von illegalen Drogen finden sich ebenfalls häufiger bei Frauen, wohingegen bei Männern öfter eine generalisierte Angststörung diagnostiziert wurde (Hoertel et al. 2012). Eine Untersuchung an über 1.800 Collegestudenten erbrachte ganz ähnlich Befunde (Grant et al. 2016). Generell ist die Befundlage zur Ätiopathogenese aber unbefriedigend, wobei neuropsychologische Defizite und persönlichkeitsstrukturelle Besonderheiten diskutiert werden. Analytische Konstrukte, wie das der narzisstischen Plombe nach Morgenthaler, werden aktuell nicht mehr postuliert (Morgenthaler 1974). Therapeutisch haben sich die kognitiv-behaviorale Therapie sowie pharmakologisch Lithium, Antiepileptika und Opioid-Antagonisten bewährt (Grant & Odlaug 2008).

4.7.9 Intelligenzminderung

Die Intelligenzminderung ist eine sich in der Entwicklung manifestierende, stehengebliebene oder unvollständige Entwicklung der geistigen Fähigkeiten, die mit einer besonderen Beeinträchtigung von Fertigkeiten, die zum Intelligenzniveau beitragen, einhergehen. Dazu zählen beispielsweise Kognition und Sprache sowie motorische und soziale Funktionen (WHO 1993). Der Intelligenzquotient liegt regelhaft unter einem Wert von 70 und stellt im eigentlichen Sinn keine psychische Erkrankung dar. Dennoch zeigt sich eine hohe Komorbidität mit psychischen Erkrankungen und Verhaltensauffälligkeiten. Zwischen einem IQ von 50–69 spricht man von einer leichten, zwischen 35–49 von einer mittelgradigen und bei einem Wert zwischen 20–34 von einer schweren Intelligenzminderung.

Forensisch-psychiatrisch sind die leichte und die mittelgradige Variante von besonderer Bedeutung, weshalb diese Formen genauer betrachtet werden sollen. Bei 80 % aller Menschen mit geistiger Behinderung wird eine leichte Intelligenzminderung diagnostiziert. Die Betroffenen erwerben die Sprachfähigkeiten zumeist verzögert, jedoch in einem Umfang, dass ein alltägliches Gespräch gelingt. Die Selbstversorgung sowie die praktischen und häuslichen Tätigkeiten werden erlernt, sodass eine weitgehende Autonomie erreicht werden kann. Erste Schwierigkeiten treten in der Regel in der Schule, insbesondere beim Erlernen des Lesens und der schriftsprachlichen Äußerungen auf. Die Mehrheit der Betroffenen ist in der Lage, einfache Arbeiten zu verrichten, wenn diese geduldig und mit viel Zeit erlernt werden. Oftmals kommt eine emotionale wie auch soziale Unreife hinzu, sodass sie unter Umständen den Anforderungen einer Partnerschaft und/oder der Erziehung von Kindern nicht nachkommen können.

Die mittelgradige Intelligenzminderung findet sich bei 12 % der geistig behinderten Menschen. In diesem Bereich sind die Leistungsprofile der Einzelnen sehr unterschiedlich. Das Ausmaß der Sprachentwicklung reicht von der Fähigkeit, an einfachen Unterhaltungen teilzunehmen, bis zu einem Sprachgebrauch, der nur für die Mitteilung der Grundbedürfnisse ausreicht. Nicht wenige erlernen die Sprache niemals, können aber manchmal einfache Anweisungen verstehen. Die Fähigkeiten zur Selbstversorgung entwickeln sich nur rudimentär und viele benötigen dauerhaft maximale Unterstützung in allen Dingen des Lebens. Schulische wie praktische Tätigkeiten können vereinzelt vermittelt werden, wobei den meisten Betroffenen im Erwachsenenalter ein autonomes Leben nicht möglich wird. Allerdings bestehen meistens keinerlei körperliche Einschränkungen, sodass eine aktive Teilhabe am Leben möglich ist und soziale Kontakte gepflegt werden können (Häßler & Fegert 2009).

Die Intelligenz des Menschen gehört zu den Eigenschaften, die sich in der Bevölkerung näherungsweise wie eine Gaus-Kurve verteilen, d.h. es besteht eine Normalverteilung. In Abhängigkeit vom Studiendesign, d.h. von den Erfassungs- und Definitionskriterien, weisen bei konservativer Schätzung 3–5% der Gesamtbevölkerung einen Intelligenzquotienten im Bereich der Intelligenzminderung auf (Neuhäuser & Steinhausen 2003). Dabei muss grundsätzlich zwischen einer altersspezifischen und einer Gesamtpräferenz unterschieden werden (Sinzig & Lehmkuhl 2006).

Ätiopathogenetisch bleibt die Ursache in den meisten Fällen unbekannt und man spricht von einer idiopathischen Intelligenzminderung. Ob nun primär hirnorganische Schädigungen oder eher Lerneinflüsse eine Rolle spielen, wird weiterhin kontrovers diskutiert (von Gontard 2004). Belegt ist, dass viele autosomal-rezessive und chromosomale Krankheiten sowie Chromosomenaberrationen mit einer Verringerung der Intelligenz einhergehen und die Intelligenzminderung mit einer erhöhten Prävalenz von psychischen Störungen assoziiert ist.

Der Bereich der Lernbehinderung stellt für den Sachverständigen eine größere Herausforderung als für den behandelnden Arzt dar, da die Einordnung unter das dritte Eingangsmerkmal zur Beurteilung der Schuldfähigkeit einer guten Begründung bedarf, dass der Intelligenzquotient hier nicht mehr im Bereich der Intelligenzminderung liegt, sondern zwischen 85–70 definiert ist. Die Lernbehinderung ist gemäß der Klassifikationssysteme als grenzwertige Intelligenz einzuordnen. In der Regel reicht die entsprechende intellektuelle Ausstattung nicht zu einem erfolgreichen Regelschulbesuch aus.

Die häufigsten Straftaten von Menschen mit Intelligenzminderung sind Sexualdelikte, wobei das Spektrum von pädophilen und exhibitionistischen Handlungen bis zur sexuellen Nötigung reicht. Auf Frustration und Verärgerung reagieren einige wenige mit dem Delikt der Brandstiftung. Überzufällig häufig ist hier das Motiv die Aufmerksamkeitssuche, aber auch oft die Nachahmung einer Tat, bei der der Täter vermeintlich mehr Aufmerksamkeit bekommen hat als der nachahmende Proband. Gewaltdelikte entstehen eher aus der Unfähigkeit heraus, adäquat mit Kränkungen umgehen zu können. Untersuchungen an jugendlichen Straftätern mit und ohne Intelligenzminderung konnten zeigen, dass intellektuell beeinträchtigte Straftäter signifikant mehr aggressive Auseinandersetzungen aufwiesen. Die normintelligenten Straftäter hingegen zeigten vermehrt Probleme in der Partnerschaft und Drogen- sowie Alkoholkonsum (Asscher et al. 2012). Interessanterweise haben intellektuelle Einschränkungen keinen signifikanten Effekt auf die Rückfälligkeit, wenn man jugendliche Straftäter mit und ohne Beeinträchtigung vergleicht (van der Put et al. 2014).

Eine kausale Therapie ist im Normalfall nicht möglich. Dies ist nur dann gegeben, wenn bei autosomal-rezessiv vererbten Krankheiten wie der Phenylketonurie mit einer Sonderernährung reagiert wird. Im Maßregelvollzug geht es mehr um soziomilieutherapeutische Interventionen und um eine symptomatische Behandlung nicht zuletzt auch komorbider Erkrankungen. Edukationsprogramme sind auf das Erlernen sozialer Kompetenz ausgelegt. In der Rehabilitationsphase geht es um die Schaffung von geeigneten Arbeits- und Lebensbedingungen, die Schutz auch vor Diskriminierung bieten und Überforderung vermeiden.

4.7.10 Aufmerksamkeits-Hyperaktivitätsstörung ADHS

Die Aufmerksamkeits-/Hyperaktivitätsstörung (ADHS) ist eine psychische Erkrankung, die bereits im Vorschulalter beginnt und über die Adoleszenz hinaus im Erwachsenenalter persistieren kann. Sie ist durch ein durchgehendes Muster von Unaufmerksamkeit (Aufmerksamkeitsstörung, Ablenkbarkeit), Überaktivität (Hyperaktivität, motorische Unruhe) und Impulsivität gekennzeichnet, das in einem für den Entwicklungsstand des Betroffenen abnormen Ausmaß situationsübergreifend auftritt. Mindestens zwei Bereiche müssen für die Diagnosestellung überdauernd eingeschränkt sein (Häßler et al. 2009). Die Prävalenz in der Population von Erwachsenen in einem Alter von 18–64 Jahren liegt über alle transkulturellen Grenzen hinweg zwischen 3,4 % und 4,25 % (Kessler et al. 2004, London & Landes 2019). Bei über 60-jährigen Menschen findet sich diese Diagnose immer noch zu 2,8–3,3 % (Bijenga et al. 2019).

Ursächlich wird ein hochkomplexes Bedingungsgefüge diskutiert. Genetische Befunde, die vor 25 Jahren Abweichungen im Dopamin-Transporter-Gen verantwortlich für die Diagnose machten, konnten in genomweiten Analysen zur emotionalen Instabilität nicht mehr bestätigt werden (Gill et al. 1997, Gisbert et al. 2019, van Dongen et al. 2019). Aktuell werden funktionelle und morphologische Veränderungen des Glutamat-Rezeptors als ursächlich erwogen (Huang et al. 2019). Ähnlich kontrovers werden neurochemischen Hypothesen wahrgenommen. Serochemisch finden sich bei an ADHS erkrankten Personen erniedrigte Serumspiegel der B-Vitamine, des Ferritins und der ungesättigten Fettsäuren. Erhöht sind dagegen die gesättigten Fettsäuren und die Phosphatkonzentration. Zudem bestehen verschiedene Lebensmittelunverträglichkeiten, die aber auch durch eine mit ADHS assoziierte ungesunde Lebensweise bedingt sein könnte (Wang et al. 2019). Gesichert ist hingegen, dass inflammatorische Prozesse in der pränatalen Phase bereits zur Fehlentwicklung der grauen Substanz und damit zur Volumenminderung führen und Symptome wie motorische Unruhe bedingen können (Dunn et al. 2019).

Die Verbindung von ADHS, substanzassoziierten Erkrankungen und Kriminalität ist lange bekannt (Knecht et al. 2015). Männliche und weibliche Gefängnisinsassen mit einer Opiodabhängigkeit erfüllten die Kriterien eines jugendlichen ADHS zu 50 % und die eines adulten ADHS zu 17 %, wobei ca. 3 % eine medikamentöse Behandlung erhielten (Silbernagl et al. 2019). Erwachsene Häftlinge mit ADHS zeigen generell ein erhöhtes Risiko, an weiteren psychischen Störungen zu erkranken. Jugendliche Gefangene mit der Diagnose ADHS sind signifikant vulnerabler hinsichtlich affektiver Erkrankungen wie z. B. Angststörungen (Young et al. 2015). Insbesondere jugendliche Sexualstraftäter zeigen eine eingeschränkte soziale Kognition und vermehrt Störungen der exekutiven Funktionen und können von einer medikamentösen Intervention profitieren (Joyal et al. 2018). Speziell eine positive kriminelle Familienanamnese in Verbindung mit ADHS assoziierten Symptomen führt zu polytroper Kriminalität und zu schwereren Straftaten (Taskiran et al. 2017). Vergleicht man Gefängnisinsassen mit und ohne Symptome eines ADHS, findet man eine 2,5-fache schnellere und höhere Rückfallgefahr bei Insassen *mit* der Diagnose ADHS. Während Gefängnisinsassen ohne eine ADHS Symptomatik erst nach 25 Monaten wieder eine Straftat begingen, traten Gefängnisinsassen mit ADHS bereits nach sechs bis sieben Monaten wieder delinquent in Erscheinung (Wiegmann et al. 2018).

Therapeutisch geht es grundsätzlich um eine Hierarchisierung von Behandlungsentscheidungen, die leitliniengerecht durchgeführt werden sollten (Isensee et al. 2015). Im Erwachsenenalter dient das Ausmaß der Gesamtbeeinträchtigungen in den verschiedenen Lebensbereichen als Maßstab für die Planung der Behandlung. Durch die hohe Komorbidität mit anderen psychischen Erkrankungen spielt eine intensive Auseinandersetzung mit dem zugrundeliegenden psychopathologischen Befund ebenso eine große Rolle. Nach der diagnostischen Phase stehen für die Therapie ganz allgemein medikamentöse und nicht-medikamentöse Therapieoptionen zur Verfügung, die sich gut kombinieren lassen und sowohl für Kinder als auch für Erwachsene zur Verfügung stehen.

In der Psychopharmakotherapie stehen mittlerweile unretardierte und retardierte Darreichungen von Stimulanzien (Methylphenidat, D-L-Amphetamin) zur Verfügung, deren Hauptnebenwirkung die Toleranzentwicklung darstellt. Inwieweit tatsächlich eine Suchtgefahr besteht, wird in der Literatur kontrovers diskutiert (Molina et al. 2007). Während für Kinder die Hemmung des Längenwachstums relevant sein kann, sind es im Erwachsenenalter eher die häufig auftretenden Schlafstörungen (Pliszka et al. 2007). Als Alternative bietet sich der noradrenerge Wiederaufnahmehemmer Atomoxetin an, der nicht dem deutschen Betäubungsmittelgesetz unterliegt. Hinzu kommen in der Behandlung einige Antidepressiva, die zumeist Off-Label genutzt werden. Die klassischen Neuroleptika und ß-Blocker stellen eine Alternative dazu dar. Darüber hinaus stehen für die Behandlung einer ADHS seit einigen Jahren multimodale Interventionsansätze zur Verfügung (Philipsen et al. 2014). Dabei werden psychotherapeutische, psychosoziale und psychoedukative Ansätze mit Trainings sowie Neurofeedbackmethoden verknüpft (Manos 2013). Daneben sind achtsamkeitsbasierte Ansätze sehr erfolgsversprechend, weil diese körperorientiert arbeiten, die Stressregulation positiv beeinflussen und eine fokussierte Aufmerksamkeitslenkung fördern (Smalley et al. 2009). Eine aktuelle Übersichtsarbeit, die 25 randomisierte klinische Studien mit insgesamt 2.690 Probanden zwischen fünf und 17 Jahren einschloss, konnten lediglich für das Training sozialer Skills eine Evidenz ermitteln (Storebo et al. 2019). Betrachtet man neben den wichtigsten Behandlungsstrategien die Effektivität von verschiedensten Diätbehandlungen, die darauf abzielen, schwankende Serumkonzentrationen von beispielsweise B-Vitaminen und/oder Phosphor auszugleichen, gibt es nur wenige Untersuchungen, die deren Wirkung belegen können, und diese zeichnen sich durch große methodische Mängel aus.

5 Mad or bad? Strafe versus Behandlung

5.1 Die geschichtliche Entwicklung der Maßregelbehandlung

Gegen Ende des 19. Jahrhunderts begannen Psychiater wie Richard von Krafft-Ebing (1840–1902) und Emil Kraepelin (1856–1926) darüber nachzudenken, ob nicht durch die fortschreitenden Erkenntnisse in der Wissenschaft die Verbrechensbekämpfung vollständig durch psychiatrische Behandlung ersetzt werden könne, weil abweichendes Verhalten in der Zukunft allein durch Krankheit erklärt werden könne. Emil Kraepelin stellte sich die Errichtung von Erziehungsanstalten vor, die einer lebenslangen Verwahrung von Unverbesserlichen entgegentreten könne. Allerdings reagierte der Gesetzgeber nur zögerlich mit neuen Gesetzen darauf. Mit dem ersten Strafgesetzbuch des Deutschen Reiches wurde 1871 der § 51 eingeführt, der einen Strafausschluss wegen psychischer Krankheiten festhielt (▶ Kap. 2.6). Am 24. November 1933 folgte am Ende eines kontrovers geführten Diskussionsprozesses die Einführung des Gesetzes gegen gefährliche Gewohnheitsverbrecher (Vorläufer der Sicherungsverwahrung) und die Einführung der Maßregeln der Sicherung und Besserung in das Strafgesetzbuch, die durch die großen Strafrechtsreformen Veränderungen unterworfen waren. Die 1975 in der Psychiatrie-Enquete empfohlene Integration der forensischen Psychiatrie in die allgemeine Psychiatrie wurde nur in Teilen und nur anfänglich umgesetzt (BT-Drucksache 7/4200, 1975). Leygraf stellte 1988 noch einen »deprimierenden Gesamteindruck des Maßregelvollzuges« bei »desolaten« Unterbringungs- und Behandlungsbedingungen fest, die regional unterschiedlich noch weitere 25 Jahre anhielten. Mittlerweile haben sich in Deutschland mehr als 80 Maßregelvollzüge etabliert, die neben stationärer Behandlung auch spätestens seit 2008 Forensische Nachsorgeambulanzen zur Behandlung anbieten.

Während bei der Einführung der Maßregeln 1933 noch der Sicherungsgedanke im Vordergrund stand, geht es seit langem zuerst um die Besserung der zur Einweisung führenden Diagnose des psychisch kranken Straftäters. Deshalb sind Maßregeln nicht allein von der Schuld des psychisch kranken Straftäters abhängig und stellen keine Strafe dar, denn sie sollen in erster Linie der Behandlung der Patienten und erst dann der Sicherung der Allgemeinbevölkerung dienen. Somit wird durch die psychische Erkrankung die Dualität von Verbrechen und Strafe aufgebrochen und um die Dualität von Schuld und Unschuld mit dem Ziel erweitert, durch Behandlung das Rückfallrisiko zu senken.

Generell muss sich der Maßregelvollzug den jeweiligen politischen und juristischen Neuerungen anpassen und wird von einigen moderierenden Faktoren mitbestimmt. Immer dann, wenn schwere Straftaten die Gesellschaft erschüttern, kommt es fast regelhaft zu Veränderungen im Strafrecht eher im Sinne einer Verschärfung von Sanktionen, von denen auch die Maßregeln betroffen sind. Damit befindet sich die Forensische Psychiatrie auf einem Kontinuum zwischen Medikalisierung des Strafrechts und der Psychiatrisierung von Kriminellen und muss sich der ethischen und humanen Behandlung von Straftätern immer bewusst sein (Nedopil & Müller 2012). Erst 2017, d.h. mehr als zehn Jahre nach Erstellung der Mindeststandards für Gutachten zur Schuldfähigkeit und zur Prognose, wurden in einer interdisziplinären Arbeitsgruppe Standards für die Behandlung im Maßregelvollzug nach §§ 63 und 64 StGB formuliert, die sofort nach Erscheinen eine hitzig und kontrovers geführte Debatte initiierten (Müller et al. 2018). Während den einen die Standards nicht strukturiert genug erschienen, waren sie für die anderen zu eng gefasst. Ziel der Arbeitsgruppe war es, die Güte einer Behandlung in Maßregelvollzug darzustellen, die auf wissenschaftlichen Erkenntnissen beruht und transparent juristisch und ethisch fundiert ist. Im Fokus standen die strukturellen Rahmenbedingungen, die eigentliche Behandlung sowie die Risikobeurteilung, das Risikomanagement und die Lockerungsprinzipien. Zudem wurden alle aktuellen juristischen Entscheidungen zur Zwangsbehandlungen miteinbezogen.

5.2 Die zur Unterbringung führenden Maßregeln

Die Maßregeln der Unterbringung in einem psychiatrischen Krankenhaus (§ 63 StGB) und der Unterbringung in einer Entziehungsanstalt (§ 64 StGB) sind die Maßregeln, die in einem Maßregelvollzug bzw. in einer Klinik für Forensische Psychiatrie und Psychotherapie vollstreckt werden. Die Sicherungsverwahrung (§ 66 ff. StGB) wird im Gefängnis durchgeführt. Darüber hinaus finden sich im Strafgesetzbuch die Maßregeln der Führungsaufsicht (§ 68 StGB), der Entziehung der Fahrerlaubnis (§ 69 StGB) und das Berufsverbot (§ 70 StGB).

Der § 63 StGB – Unterbringung in einem Psychiatrischen Krankenhaus – sagt aus:

»Hat jemand eine rechtswidrige Tat im Zustand der Schuldunfähigkeit (§ 20) oder der verminderten Schuldfähigkeit (§ 21) begangen, so ordnet das Gericht die Unterbringung in einem psychiatrischen Krankenhaus an, wenn die Gesamtwürdigung des Täters und seiner Tat ergibt, dass von ihm infolge seines Zustandes erhebliche rechtswidrige Taten, durch welche die Opfer seelisch oder körperlich erheblich geschädigt oder erheblich gefährdet werden oder schwerer wirtschaftlicher Schaden angerichtet wird, zu erwarten sind und er deshalb für die Allgemeinheit gefährlich ist. Handelt es sich bei der begangenen rechtswidrigen Tat nicht um eine im Sinne von Satz 1 erhebliche Tat, so trifft das Gericht eine solche Anordnung nur, wenn besondere Umstände die Erwartung rechtfertigen, dass der Täter infolge seines Zustandes derartige erhebliche rechtswidrige Taten begehen wird.«

Das bedeutet, dass die Voraussetzungen für die Anwendung der §§ 20 oder 21 StGB gegeben sein müssen. Die psychische Erkrankung, die zur Einschränkung der Schuldfähigkeit geführt hat, darf nicht nur vorübergehend diagnostiziert werden können und es muss befürchtet werden, dass in der Zukunft weitere Straftaten zu erwarten sind. Insbesondere wichtig ist der Nachweis, dass die Tat Symptomcharakter aufweist und die Schwere der Tat gegeben ist.

Der § 64 StGB führt aus:

> »Hat eine Person den Hang, alkoholische Getränke oder andere berauschende Mittel im Übermaß zu sich zu nehmen, und wird sie wegen einer rechtswidrigen Tat, die sie im Rausch begangen hat oder die auf ihren Hang zurückgeht, verurteilt oder nur deshalb nicht verurteilt, weil ihre Schuldunfähigkeit erwiesen oder nicht auszuschließen ist, so soll das Gericht die Unterbringung in einer Entziehungsanstalt anordnen, wenn die Gefahr besteht, dass sie infolge ihres Hanges erhebliche rechtswidrige Taten begehen wird. Die Anordnung ergeht nur, wenn eine hinreichend konkrete Aussicht besteht, die Person durch die Behandlung in einer Entziehungsanstalt innerhalb der Frist nach § 67d Absatz 1 Satz 1 oder 3 StGB zu heilen oder über eine erhebliche Zeit vor dem Rückfall in den Hang zu bewahren und von der Begehung erheblicher rechtswidriger Taten abzuhalten, die auf ihren Hang zurückgehen.«

Der § 64 StGB kann anders als im Falle des § 63 StGB unabhängig von der Beurteilung der Schuldfähigkeit angeordnet werden, sobald eine Suchterkrankung die normativ juristischen Anforderungen des Hanges erfüllen. Wird allerdings der Erfolg einer Therapie infrage gestellt und ist ihr Erfolg nicht sicher, wird in der Regel von der Anordnung abgesehen. Die Entziehungsbehandlung ist auf zwei Jahre begrenzt und kann bei gleichzeitiger Anordnung einer Parallelstrafe maximal auf vier Jahre erweitert werden.

Die Behandlung in einem Zwangskontext, der sich aus den Maßregeln ergibt, stellt alle Beteiligten vor Herausforderungen, die es so im Gesundheitswesen in Deutschland nicht gibt. In der Regel suchen Menschen ärztliche Hilfe, wenn sie sich krank fühlen und Leidensdruck haben. Danach wird zwischen Arzt und Patient ein Vertrag geschlossen, auf dessen Basis die Behandlung in beidseitigem Einvernehmen und auf Augenhöhe durchgeführt wird. Im Gegensatz dazu erfolgt die Aufnahme in einem Maßregelvollzug nicht auf freiwilliger Basis und von Beginn an besteht ein Ungleichgewicht zwischen Arzt und Patient. Aber nicht nur der Patient befindet sich aufgrund der Anordnung einer Maßregel in einem Zwangskontext, sondern der Arzt ebenfalls. Die Musterberufsordnung für die in Deutschland tätigen Ärztinnen und Ärzte in der Fassung der Beschlüsse des 121. Deutschen Ärztetages 2018 in Erfurt (geändert durch den Beschluss des Vorstandes der Bundesärztekammer am 14.12.2018) gibt in §2 Abs.1 MBO-Ä vor:

> »Ärztinnen und Ärzte üben ihren Beruf nach ihrem Gewissen, den Geboten der ärztlichen Ethik und der Menschlichkeit aus. Sie dürfen keine Grundsätze anerkennen und keine Vorschriften oder Anweisungen beachten, die mit ihren Aufgaben nicht vereinbar sind oder deren Befolgung sie nicht verantworten können.«

§ 2 Abs. 2 MBO-Ä führt weiter aus:

> »Ärztinnen und Ärzte haben ihren Beruf gewissenhaft auszuüben und dem ihnen bei ihrer Berufsausübung entgegengebrachten Vertrauen zu entsprechen. Sie haben dabei ihr ärztliches Handeln am Wohl der Patientinnen und Patienten auszurichten. Insbesondere

dürfen sie nicht das Interesse Dritter über das Wohl der Patientinnen und Patienten stellen.«

Darüber hinaus geht der §30 MBO-Ä auf die Unabhängigkeit von Ärzten gegenüber Dritten ein. Alles das ist in der ärztlichen Tätigkeit innerhalb des Maßregelvollzuges nicht gegeben und das sollte sich jeder Arzt vor der Arbeitsaufnahme vergegenwärtigen, dass er seine Arbeit mit dem Gesetzgeber abstimmen muss.

5.3 Besonderheiten der Maßregelbehandlung

In der Behandlung geht es zum einen um die Besserung der zugrundeliegenden Diagnose und zum anderen um die Minimierung des damit verbundenen kriminogenen Risikos. Im angloamerikanischen Sprachraum hat sich deshalb der Begriff der Kriminaltherapie etabliert, welcher in Deutschland nach wie vor sehr umstritten wie zutreffend ist. Nach Aufnahme in den Maßregelvollzug ist jede Berufsgruppe angehalten, den Patienten in all seinen Facetten, Fähigkeiten und Fertigkeiten einzuschätzen und auf dieser Basis einen Behandlungs- und Wiedereingliederungsplan zu erstellen. Dieser kann sowohl delikt- als auch störungsspezifische Interventionen beinhalten. Es gibt Behandlungsprogramme für Gewalt- und Sexualstraftäter. Allen Programmen gemein sind der Resozialisierungsgedanke und die Verhinderung von Hospitalisierung unter Berücksichtigung der Gefährlichkeit bzw. deren Beeinflussbarkeit durch therapeutische Interventionen. Das bedeutet, dass jedem Mitarbeiter die grundlegenden Theorien zum Risikomanagement bei Maßregelpatienten bekannt sein sollten, zumal es mit dem Risk-Need-Responsivity Approach (RNR) von Ross & Fabiano (1988) als auch dem Good Lives Model (GLM) gut etablierte Konzepte gibt (Ward 2003; ▶ Abb. 5.1). Leider wird in Deutschland allzu oft angenommen, dass beide Rehabilitationsmodelle vor allem etwas mit »nach der Therapie« zu tun haben und nicht integraler Bestandteil einer jeden Straftätertherapie von Beginn an sind. Andere Meinungen beinhalten die Idee, dass ein im angloamerikanischen Raum entwickeltes Risikomanagement transkulturell nicht übertragbar sei. Damit kann sich im Maßregelvollzug ein gewisser Stillstand einstellen, der sich auf den Untergebrachten selbst übertragen kann (Dudeck & Franke 2018). Das zu verhindern, ist ebenfalls therapeutische Aufgabe, die interdisziplinär zu lösen ist.

5.3.1 Die Delinquenzhypothese

Neben der genauen diagnostischen Einschätzung und der detaillierten Erhebung der gesamten Biografie ist die Erarbeitung der Delinquenzhypothese das Spezifikum der Maßregelbehandlung und Voraussetzung, das Risiko weiterer Straftaten zu mindern. Die Therapeuten müssen sich daher prinzipiell mit der Frage auseinandersetzen, wann der Patient mit welchen Eigenschaften unter welchen Bedingungen eine Straftat begangen hat, um in der Zukunft ein solches Szenario verhindern zu können. Es geht also in der Zusammenschau aller Befunde auch um eine prognostische Einschätzung nicht nur hinsichtlich des Behandlungsergebnisses der psychischen Erkrankung, sondern auch des Wiederauftretens von kriminellem Verhalten.

Das deutsche Strafrecht fordert bei einer Vielzahl von Rechtsentscheidungen die Einschätzung der Wahrscheinlichkeit zukünftiger Straftaten des Täters. Der Sachverständige muss den entscheidenden Richter durch Vermittlung des relevanten Fachwissens und der mit einer Methodik erzielten Erkenntnisse in die Lage versetzen, für die Beurteilung des Falles von dieser Expertise angemessen Gebrauch zu machen. Genauso verhält es sich im Maßregelvollzug, wo in halb- bzw. jährlichen Abstand aus fachlicher Sicht gutachterliche Stellungnahmen zum Behandlungserfolg und zur Legalprognose gefordert sind, damit der Richter entscheiden kann, ob entweder die weitere Behandlung oder eine Entlassung indiziert ist. Am ausführlichsten hat sich in Deutschland mit diesem Thema Klaus-Peter Dahle auseinandergesetzt und seine Forschung darauf fokussiert. Er konstatiert, dass sich wissenschaftliche Verhaltensprognosen im Prinzip auf zwei differenten Wegen erstellen lassen, die letztendlich unterschiedliche Forschungstraditionen der beteiligten Wissenschaften widerspiegeln.

Der eine Weg folgt einem den Naturwissenschaften nahestehenden *nomothetischen* Wissenschaftsverständnis und baut bei der Prognosebeurteilung vor allem auf Erfahrungen auf, die durch empirisch kontrollierte Untersuchungen erlangt wurden. Darin spielen zum einen die Rückfälligkeit selbst und zum anderen die Tat- und Tätermerkmale und die Behandlungseffekte, die die Wahrscheinlichkeit von Rückfällen beeinflussen, eine große Rolle. Ausgangspunkt sind hierbei Durchschnittszusammenhänge zwischen messbaren Faktoren bzw. Risikofaktoren und der Wahrscheinlichkeit von Rückfallereignissen (Kriterium), die bei der Untersuchung von Straftätergruppen beobachtet werden können. Hinzu kommt die Annahme, dass diese Zusammenhänge allgemeingültig und gesetzmäßig sind. Die abgeleiteten Merkmale sind so Grundlage von Prognoseinstrumenten. Diese werden operationalisiert und miteinander nach ihrem Inhalt und ihrer Bedeutung verknüpft. Danach erfolgen Studien, die deren Güte überprüfen. Durch diese Vorgehensweise sind mittlerweile 457 Prognoseinstrumente entstanden (Guy 2008). Diese werden entweder aus der Versicherungsbranche kommend »aktuarisch« oder »statistisch« und »nomothetisch« genannt (Dahle 2007). Unter formalen Aspekten kann man die Prognoseinstrumente nach dem Grad der Operationalisierung, der Art der Auswertung und dem (Nicht-)Vorhandensein von Normen einteilen. Unter inhaltlichen Aspekten kann man zwischen mehr oder weniger theoretisch fundierten Verfahren unterscheiden, die Art der Items können variieren und die Zielgruppe muss genau definiert werden. Es spielt eine entscheidende Rolle, ob es sich um Strafgefangene oder Maßregelpatienten handelt (Rettenberger & von Franqué 2013). Eine darüberhinausgehende Möglichkeit der Einordnung ist die der Unterteilung in verschiedene Generationen, wobei bislang von insgesamt vier ausgegangen wird (Andrews & Bonta 2006).

Der andere Weg zu wissenschaftlich fundierten Verhaltensprognosen geht im eigentlichen nicht von gruppenstatistischen Durchschnittszusammenhängen aus, sondern führt über eine sehr gewissenhafte Rekonstruktion des Einzelfalles. Ziel ist es, individuelle verhaltensrelevante Gesetzmäßigkeiten wie wiederkehrende Verhaltensmuster und überdauernde Bedürfnisse, Fähigkeiten, Defizite zu erkennen und deren Verbindung mit der spezifischen Straffälligkeit des Patienten zu analysieren. Durch die Fortschreibung dieser Gesetzmäßigkeiten kann auf zukünftiges Verhalten geschlossen werden und es entsteht eine Prognose. Dieser Ansatz folgt einem eher der geisteswissenschaftlichen Tradition nahestehenden idiographischen Wissenschaftsmodell und beinhaltet die retrospektive exakte Erhebung der individuellen Ursachen der bisherigen Delinquenz des Täters. Prognosen dieser Art werden als »klinisch« bezeichnet, meinen aber eine *idiographische* Beschreibung und sind wissenschaftlich begründet (Dahle 2007).

Nach Formulierung der Delinquenzhypothese und nach Abschluss der Diagnostik hinsichtlich der zugrundeliegenden psychiatrischen Symptomatik beginnt regelhaft die Therapie des Patienten. Die empirisch begründbare Basis für die Behandlung psychisch kranker Straftäter bilden:

- Interventionen bei psychischen Kranken, insbesondere bei Patienten mit einer Persönlichkeitsstörung,
- ambulante forensisch-psychiatrisch Nachsorgeprogramme,
- Behandlungsprogramme im Strafvollzug (Bloom et al. 2000).

Aus diesen haben sich Behandlungsmodelle entwickelt (▶ Kap. 5.3.2).

5.3.2 Die Rehabilitationsmodelle

Das Reasoning and Rehabilitation Programm (RNR; Ross & Fabiano)

Das Reasoning and Rehabilitation Programm liegt mittlerweile in elf Sprachen vor, wurde bislang von mehr als 70.000 Probanden in 22 Ländern absolviert, und ist somit das weltweit am häufigsten eingesetzte Programm zur Verminderung der Rückfallgefahr bei straffällig gewordenen Menschen im Gefängnis. Die Literaturrecherche für den Zeitraum 1960–1985 ergab, dass bei effektiver Behandlung Rückfallraten um 30 % bis zu 74 % gesenkt werden können und sich positive Effekte auch noch nach drei bis 15 Jahren nachweisen lassen. Es konnte gezeigt werden, dass RNR vor allem die Art des Denkens verändert und so die Erfolge zu erklären sind. Denn viele Straftäter weisen einen Entwicklungsrückstand bezüglich einer Reihe von kognitiven Fertigkeiten, die in der Regel mit einer guten sozialen Leistungs- und Anpassungsfähigkeit assoziiert sind, auf (Gretenkord 2017, Robinson 2000). Problematisch bleibt, dass RNR weniger das Verhalten oder die Emotionen beeinflussen und ändern kann. Die Wirksamkeit des ursprünglichen RNR-Programms liegt sicherlich auch in der hohen Programmintegrität und in einem eingeschränkten Copyright-Verfahren. So ist das Manual nur in Verbindung mit einem zertifizierten Training zu erhalten. RNR ist kein psychotherapeutisches Verfahren, sondern ein kognitiv-behavioraler Ansatz, mit dem Fertigkeiten zur Problemlösung verbessert werden und sich Einstellungen und Verhaltensweisen von Straftätern ändern sollen. Das Programm besteht aus insgesamt neun Modulen mit 35 vorstrukturierten Sitzungen von je zwei Stunden Dauer. Die Gruppenstärke ist auf sechs bis acht Probanden begrenzt. Um RNR-Trainer zu werden, bedarf es einer zertifizierten Ausbildung. Die Zielfertigkeiten im RNR-Training sind folgende (Gretenkord 2017, S. 435):

- *Selbstkontrolle*: »Halte inne und denke nach, bevor Du handelst! Berücksichtige alle Folgen, bevor Du eine Entscheidung triffst!«
- *Metakognitionen*: »Denken über das Denken. Die Art, wie man denkt, beeinflusst, was man denkt, wie man sich fühlt und wie man sich verhält!«
- *Kritisches Denken*: »Denke objektiv und vernünftig, ohne die Fakten zu verdrehen und die Verantwortung abzuschieben!«
- *Soziale Fertigkeiten*: »Verhalte dich so, dass Du für dein Verhalten in sozialen Situationen unterstützt statt abgelehnt wirst.«
- *Interpersonelles Problemlösen*: »Analysiere interpersonelle Probleme und verstehe und berücksichtige dabei die Werte, Gefühle und Verhaltensweisen anderer Menschen! Erkenne, welchen Einfluss Dein Verhalten auf andere Menschen hat!«
- *Kreatives Denken*: »Bedenke viele alternative Problemlösungen!«
- *Soziale Perspektivenübernahme*: »Achte auf die Sichtweise anderer!«
- *Werteentwicklung*: »Schaue hinter deine eigene egozentrische Weltsicht!«
- *Ärgermanagement*: »Kontrolliere deinen Ärger, bevor Dein Ärger Dich kontrolliert!«

Das Reasoning and Rehabilitation Programm zielt also auf die Veränderung von Denken und Handeln ab, berücksichtigt aber nicht, dass auch Straftäter ein Recht auf ein zufriedenes Leben haben, sodass es zur Entwicklung des *Good Lives Model (GLM)* kam. Die zentrale Idee des GLM ist es, dass sich erneute Straftaten bei bereits straffällig gewordenen Menschen vor allem durch eine postdeliktische, zufriedenstellende Lebensführung verhindern lassen (Franque & Briken 2013). So stellt das GLM eine Alternative zu RNR mit einer umfassenderen und dualfokussierten Rehabilitationstheorie dar. Nicht zuletzt deshalb betonen Ward und Kollegen, dass es ein Denkfehler sei, wenn man versuche, die Differenzen zwischen RNR und GLM zu minimieren und machen gleichzeitig klar, dass das GLM ebenso die Prinzipien Risiko, Nutzen und Responsivität sowie professionelle Diskretion unter Beachtung aller ethischen und humanen Gegebenheiten einbezieht (Ward et al. 2011).

Zu oft schlagen Therapeuten psychisch kranken Straftätern Alternativen für deren Leben vor, die diese selbst nicht annehmen würden, und beachten nicht, dass ein psychisch kranker Straftäter ein Mensch mit Grundbedürfnissen ist.

Das Good Lives Model (GLM; Ward & Steward)

Ward und Kollegen gehen davon aus, dass es Grundbedürfnisse gibt, die alle Menschen gleich erfüllt haben möchten, um ein zufriedenes Leben führen zu können. In der Terminologie des GLM werden diese »primäre Güter« genannt, die als intrinsisch gelten können. Das sind alle Sachverhalte, die mit hoher Wahrscheinlichkeit ein seelisches Wohlbefinden erzeugen und weit über einen reinen Hedonismus hinausgehen und somit das ultimative Ziel menschlichen Strebens darstellen (Ward & Maruna 2007). Anhand psychologischer, sozialwissenschaftlicher, biologischer und anthropologischer Überlegungen wurden zehn primäre Güter unterschieden, die laut Autoren keinen Anspruch auf Vollständigkeit haben (Laws & Ward 2011):

1. *Leben*: körperliche Bedürfnisse und Faktoren, die für ein gesundes Leben und eine physische Funktionsfähigkeit bedeutsam sind;
2. *Wissen*: das Bedürfnis, bestimmte Dinge über sich selbst, andere Personen oder die natürliche Umgebung zu verstehen;
3. *Vortrefflichkeit in Spiel und Arbeit*: das Bedürfnis, Aktivitäten aufzunehmen und sich in diesen fortlaufend zu verbessern;
4. *Autonomie*: das Bedürfnis, eigene Ziele zu formulieren und diese in selbstbestimmter Art und Weise zu verfolgen, ohne durch andere hierin beeinträchtigt zu werden;
5. *Innerer Frieden*: das Bedürfnis, mit Gefühlen umzugehen und einen Zustand emotionalen Ausgleichs erreichen zu können;
6. *Verbundenheit*: das Bedürfnis, warme und liebevolle Beziehungen zu anderen Menschen aufzubauen und aufrechtzuerhalten;
7. *Gemeinschaft*: das Bedürfnis, sozialen Gruppen anzugehören, die die eigenen Werte, Sorgen und Interessen teilen;
8. *Spiritualität*: das Bedürfnis, im eigenen Leben Bedeutung und Sinn zu finden;
9. *Glück:* das Bedürfnis nach Vergnügen, einschließlich sexueller Zufriedenheit sowie der Erfahrung, mit dem eigenen Leben einverstanden und zufrieden zu sein;
10. *Kreativität*: das Bedürfnis nach Neuem und Erfinderischem, anderen Herangehensweisen in Form von neuen, künstlerischen oder kreativen Werken.

Zusammenfassend gibt es vielversprechende rehabilitative Behandlungsansätze für psychisch kranke Straftäter, die bei einer angemessenen baulichen Struktur der Kliniken mit ausreichender Personalausstattung umsetzbar scheinen. Leider sind die Patientenzuströme klar juristisch gelenkt und so verläuft die Belegung zumeist diametral zu den Ressourcen der Kliniken, was die Behandlung verkompliziert. Beispielsweise geben die Standards für die Maßregelbehandlung für §§ 63 und 64 vor, dass Ein- und Zweibettzimmer für eine mehrjährige Unterbringung angemessen seien (Müller et al. 2018). Dennoch werden diese Vorgaben durch zeitweilige Anweisungen des jeweils zuständigen Sozialministeriums auf mindestens Vierbettzimmer ausgeweitet. Gestützt wird das durch BGH-Urteile, die eine Haftzelle von 5,3 qm als ausreichend befinden (BGH: III ZR 342/12, Juli 2013). Um in diesem Rahmen in einem Patienten eine intrinsische Therapiemotivation zu wecken, bedarf es weit mehr als nur Behandlungsprogramme durchzuführen und zu beachten.

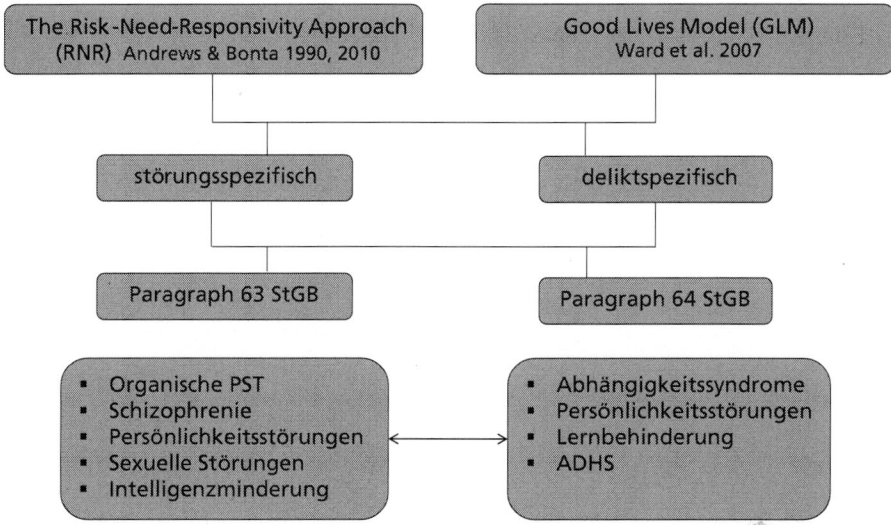

Abb. 5.1: Therapie und Risikomanagement im Maßregelvollzug

5.4 Die Anpassungsleistung von Patienten

Die Therapie im Maßregelvollzug beinhaltet die sukzessive Erhöhung der Freiheitsgrade durch Vollzugslockerungen, über deren Gewährung ein multiprofessionelles Team entscheidet. Dabei soll sich die Beurteilung auf eine aktuelle Lockerungsprognose stützen, die potenzielle Risiken in Verbindung mit der geplanten Lockerung analysiert. In Mecklenburg-Vorpommern wurden 2010 1.467 Bewertungen von Lockerungsanträgen von 385 Patienten in drei Maßregelvollzügen ausgewertet. Diesen Bewertungen war zu entnehmen, dass dem institutionellen Rahmen eine wichtigere Rolle bei der Entscheidung zukam als den statischen Risikomerkmalen wie Delikt, Diagnose und Alter des Patienten. Mitarbeiter des Pflegepersonals schätzten die Lockerungsrisiken zudem signifikant höher ein als die zuständigen Therapeuten. Während die Therapeuten ihre Aufgabe darin sahen, mit komplexen Methoden an der Einsicht der Patienten in ein deliktfreies Leben zu arbeiten, sahen die Pflegekräfte die direktive Anleitung im Rahmen eines Bezugspflegekonzeptes als ihre Kernaufgabe (Köpke 2010).

Vor dem Hintergrund dieser Ergebnisse hat es der untergebrachte Patient sehr schwer, seinen Bezugsrahmen zu kennen und sich dazu zu verhalten. Begeht dieser von Beginn an Regelverstöße und verhält sich unmotiviert, kann aufgrund von antisozialem Verhalten und fehlender Anpassung keine Lockerung gewährt werden. Macht die Person von Beginn an mit und hält sich an ein komplexes Regelwerk, kann es sich »nur« um eine Formalanpassung oder eine »bloße Anpassung« handeln, der ebenso keine Lockerung folgt. Ein tautologisches Dilemma, das Kröber 2016 in seinem Beitrag »Ungläubige Therapeuten« pointiert zusammengefasst hat, wobei er bereits 2013 für mehr Transparenz und Fairness auf der Basis eines respektvollen und fördernden Umgangs mit Straftätern geworben hat (Kröber 2013b, Kröber 2016a). Darin forderte er die Klarstellung der Diagnose und die deutliche Formulierung der Therapieziele nicht zuletzt unter Beachtung des Good Lives Models (▶ Kap. 5.2.2).

Das klassische Therapiemotivationsmodell geht auf Patientenseite von einem einzigen Motiv für die Behandlung aus, nämlich von der Hoffnung auf Linderung des Leidens. Das kann bei einer Therapie im Zwangskontext nicht ausschließlich gelten. Hier lernt die untergebrachte Person, dass sie durch Therapieteilnahme positiv auf die strafrechtliche Sanktion einwirken kann, wie z. B. eine Verlegung in eine angenehmere Vollzugsform, eine zügigere Gewährung von Lockerungen oder eine frühere Entlassung. Das stellt einen zumindest rudimentären Ansatz in Richtung Therapiemotivation dar, welcher durchaus in therapiebezogenes Handeln münden kann (Dahle 1995, Schwarze & Schmidt 2008). Außerdem handelt es sich bei einer sozialen Anpassung um die Fähigkeit eines Individuums, ein Gleichgewicht zwischen den eigenen Erwartungen und Zielen sowie den Anforderungen und gegebenen Möglichkeiten der Bedürfnisbefriedigung seitens der Umwelt herzustellen. Die soziale Anpassung steht mit der persönlichen Anpassung in steter Wechselbeziehung und ist eine Leistung höherer Ordnung (Margraf & Müller-Spahn 2009). Daher schlagen Borchard und Kollegen (2016) zur Abgrenzung bewusster Manipulation den Begriff der Täuschung vor und nehmen der sog. »bloßen Anpassung« die negative Konnotation und stellen Anpassung als das dar, was es ist, ein Entwicklungsprozess, der bereits Ergebnis einer therapeutischen Veränderung sein kann. Um die Qualität der Anpassung im Einzelfall zu bewerten, ist eine Fallkonzeption basierend auf etablierten theoretischen Modellen (▶ Kap. 5.3.2) erforderlich. Basierend auf einer solchen Konzeption ist es in den Wiedereingliederungskonferenzen sehr gut möglich, die beschriebenen Therapiefortschritte im Hinblick auf das Rückfallrisiko einzuordnen.

5.5 Die therapeutische Beziehung im Zwangskontext

Eine Beziehung ist die Qualität der Verbundenheit oder Distanz sowie der Verbindung zwischen Menschen aufgrund von Austauschprozessen (z. B. Sprache, Gestik, Mimik), welche immer wechselseitig sind (Margraf & Müller-Spahn 2009). Die Beziehung zwischen einem Patienten und einem Therapeuten ist eine professionelle Beziehung, die durch die jeweiligen Therapieschulen definiert wird. Die therapeutische Beziehung ist einer der wichtigsten Wirkfaktoren in der Psychotherapie, was sich aus der emotionalen Bindung der Akteure, der gemeinsamen Definition von Therapiezielen und der gemeinsamen Erarbeitung von Strategien zur Erreichung der Zielsetzungen ergibt (Bordin 1979). Sowohl in der Sozialtherapie eines Gefängnisses als auch im Maßregelvollzug ist die therapeutische Beziehung aufgrund des Zwangscharakters und der Doppelrolle des Therapeuten als Behandler und als Sachverständiger besonders belastet. Von Beginn an besteht ein Ungleichgewicht an Macht zugunsten des Therapeuten. Es herrscht eine übergroße Interpretationsmacht des Therapeuten als intrusive Unterwerfung, Intransparenz bezüglich der Entscheidungsprozesse, Unterbeschäftigung der Häftlinge bzw. Patienten, die reale Gefahr der Hospitalisierung, sowie das oft fragliche therapeutische Selbstkonzept der Mitarbeiter im Maßregelvollzug (Kröber 2016b, Pollähne & Lange-Joest 2015, Vasic et al. 2016). Auf der Seite der Insassen und Patienten kommt es zu einem großen Bestreben nach Autonomie, das durch die Regularien einer geschlossenen Unterbringung und deren Bürokratisierung zusätzlich getriggert wird. Ein direkter Vergleich der Qualität der therapeutischen Beziehung zwischen Allgemeinpsychiatrie und Maßregelvollzug zeigte allerdings, dass die Patienten anders als erwartet genauso zufrieden und sogar tendenziell eher davon überzeugt sind, dass die in der Therapie angewandten Techniken wirklich der Erreichung ihrer Therapieziele dienen. Damit dürfte die therapeutische Beziehung ebenso tragfähig sein wie die in der Allgemeinpsychiatrie, was sich möglicherweise durch die mehrjährige Unterbringung erklären könnte, die wiederum Hospitalisierungsgefahren in sich birgt (Otte et al. 2018).

Ähnlich selten wie Studien zur therapeutischen Beziehung in der Forensik sind Untersuchungen zur Patientenautonomie. In einer Dissertation konnte gezeigt werden, dass Modelle zur autonomierelevanten Beziehungsgestaltung in der forensischen Therapie wenig geeignet sind und eigene Verfahren entwickelt werden müssen (Niebler 2010, Vasic et al. 2015). Zusammenfassend zeigte sich außerdem, dass Therapeuten andere Beziehungsstile bevorzugen als Patienten und dass sich Patienten mit einem höheren Bildungsgrad unfreier fühlen. Hier sollte allerdings die bestehende wissenschaftliche Lücke geschlossen werden, um mehr objektivierbare Fakten und Zahlen zur Beurteilung von therapeutischer Beziehung und Patientenautonomie zu bekommen. Gegenwärtig lässt sich nur schwer eine Aussage dazu treffen, wie die therapeutische Beziehung so erfasst werden kann, dass sie im Rahmen von Gutachten als Beurteilungsvariable eingesetzt werden kann. Dabei ist auch zu bedenken, dass die therapeutische Beziehung von beiden Seiten (Therapeut und untergebrachte Person) missgedeutet bzw. manipuliert werden kann.

5.6 Das Stationsklima auf geschlossenen Stationen

Eine soziale Interaktion ist in der Regel ein Wechselspiel zweier Gegebenheiten, d. h. zwischen mindestens zwei Menschen. Sie findet in unterschiedlichen Formen auch in geschlossener Unterbringung statt. Prozessual kann man zeitliche und inhaltliche Interaktionen unterscheiden. Bedingungen für eine soziale Interaktion sind das aufeinander Bezogensein zu mehr als einem Zeitpunkt und die Beidseitigkeit. So entstehen Interdependenzen, wechselseitiger Einfluss, Steuerung und Kontrolle, Austausch und – als Besonderheit einer sozialen Interaktion in geschlossener Unterbringung – ein explizites Ungleichgewicht an Macht. Auf dieser Grundlage hat sich in den letzten 15 Jahren in der Psychiatrie ein ernstzunehmendes Forschungsgebiet etabliert, das sich mit der Stationsatmosphäre beschäftigt und sich anders als zu Zeiten der Psychiatrie-Enquete mit mehr als nur der Deskription des Ist-Zustandes beschäftigt. Dazu existieren Studienergebnisse, die sich sowohl auf Daten der Allgemeinpsychiatrie als auch des Maßregelvollzugs stützen. Auf der Basis von retrospektiven Analysen mittels des Essen Climate Evaluation Schemas (EssenCES) sind belastbare Daten an großen Stichproben entstanden (Schalast 2008). Je offener Stationen in der Allgemeinpsychiatrie geführt wurden, desto weniger aggressive Übergriffe traten auf; zudem wurden signifikant weniger Zwangsmedikationen durchgeführt (Schneeberger et al. 2017). Eine erwartete Erhöhung der Entweichungsrate war hingegen nicht zu beobachten (Cibis et al. 2017). Die Zahl der Entlassungen gegen ärztlichen Rat verringerte sich und das Stationsklima verbesserte sich spürbar (Lo et al. 2018). Die Öffnung von zuvor geschlossenen allgemeinpsychiatrischen Stationen wurde von Mitarbeitern hinsichtlich des globalen Stationsklimas als positiv bewertet. Die Sicherheit und der Patientenzusammenhalt wurden als besser geschildert (Blaesi et al. 2015).

Insbesondere der Vergleich des Stationsklimas zwischen Allgemeinpsychiatrie und Maßregelvollzug scheint in Bezug auf die Verwendung der Information in Prognosegutachten von besonderer Bedeutung. Schalast und Kollegen konnten sowohl Mitarbeiter als auch Patienten auf insgesamt 104 Stationen beider Fachrichtungen befragen und erhielten insgesamt 2.488 Einschätzungen. Darin wurde deutlich, dass Mitarbeiter und Patienten in beiden Bereichen sowohl den Zusammenhalt der Patienten als auch den therapeutischen Halt in der Allgemeinpsychiatrie als signifikant besser einschätzten. Andere Ergebnisse zeigten sich in Bezug auf das Erleben von Sicherheit. Hier befanden die Mitarbeiter die Sicherheit in der Forensik als höher, wohingegen die Patienten das eher in der Allgemeinpsychiatrie sahen (Schalast & Sieß 2017). Diese Ergebnisse zeigen eindrücklich, dass das subjektive Empfinden der Umgebung höchst unterschiedlich ist. Es ist anzunehmen, dass sich diese Wahrnehmung auch auf Kognitionen, Emotionalität und Verhalten auswirken kann.

Neben einer offeneren Stationsatmosphäre sind auch therapeutische Interventionen wie Counseling und Skills Training signifikant effektiver für psychisch kranke Straftäter als Interventionen, die auf Zwang, Abschreckung und Disziplin beruhen. Die Effektivität therapeutischer Programme steigt mit der genauen Einschätzung der Gefährlichkeitsprognose während der Behandlung und mit der Qualität der Implementierung und der Ausbildung der durchführenden Therapeuten (Lipsey 2009).

Darüber hinaus ist bei der Beurteilung von Therapieverläufen von Bedeutung, dass es auch innerhalb forensischer Psychotherapien zu Missbrauch unterschiedlichster Art kommen kann. Dabei scheint die Thematik in der Forensik noch stärker tabuisiert zu sein als in der Allgemeinpsychiatrie und -psychotherapie. Das Machtgefälle, die Abhängigkeit und die Autonomieeinschränkung sind in der forensischen Psychotherapie bereits durch die formalen Rahmenbedingungen um ein Vielfaches stärker ausgeprägt als in anderen Behandlungssettings. Dieses Machtgefälle wird zusätzlich durch die Sicherheitsvorkehrungen und die damit einhergehende Symbolik (z. B. Schlüssel, Notrufgeräte, Kameras, Durchsuchungen) akzentuiert, wodurch sich im ungünstigsten Fall ein Klima etablieren kann, das Missbrauch begünstigt.

Dafür, dass es sich bei der Missbrauchsthematik im Gefängnis und im Maßregelvollzug um ein eher wenig beachtetes Thema handelt, spricht auch, dass Kury & Smartt bereits 2002 beschrieben, dass Sex und Gewalt im Strafvollzug zwar nach den Forschungsergebnissen der angloamerikanischen Kriminologie keineswegs selten seien, dass sich die Forschung dazu in Deutschland aber bisher sehr zurückgehalten habe. Während man für den Maßregelvollzug weder Literatur noch Zahlen findet, gibt es zunehmend Ergebnisse aus Untersuchungen zu Übergriffen in Gefängnissen. Aus Untersuchungen innerhalb des angloamerikanischen Raumes ist bekannt, dass männliche Gefangene mit einer psychischen Erkrankung 1,6-mal häufiger durch Mitgefangene und 1,2-mal häufiger durch Bedienstete körperliche Übergriffe als psychisch gesunde Gefangene erleben. Bei weiblichen Häftlingen liegt die Wahrscheinlichkeit mit 1,7 für körperliche Übergriffe etwas höher (Blitz et al. 2008). Langzeitgefangene aus elf europäischen Ländern wurden zwischen 2007 und 2009 zu ihren Lebensbedingungen in Haft befragt und gaben auch zu negativen Erfahrungen mit Mitgefangenen und Bediensteten Auskunft. Grundsätzlich lagen sexuelle Belästigungen und Vergewaltigungen unter 5 %, aber Gefangene, die von negativen Erfahrungen mit Mitgefangenen berichteten, erlebten gleichzeitig häufiger negative Interaktionen mit Bediensteten (Dudeck et al. 2016). Das DFG-Projekt zu Gewalt und Suizid im Jugendstrafvollzug in zwei Bundesländern Deutschlands konnte durch qualitative Befragungen diese Ergebnisse bestätigen (Neubacher et al. 2011). Etwa jeder sechste erwachsene, männliche Inhaftierte berichtete von z. T. schweren Gewaltübergriffen (wie z. B. mit Hand/Faust geschlagen oder getreten), jeder 50. von sexuellen Übergriffen. Laut Baier und Kollegen (2013) seien Insassinnen im Frauenvollzug weniger und im Jugendvollzug häufiger betroffen. Wenn man aggressive Handlungen als intendiertes Verhalten mit dem Ziel versteht, anderen Menschen entweder körperlichen oder psychischen Schaden zuzufügen, ist das Handeln von Bediensteten kaum verständlich. Aus sozialpsychologischer Sicht kann jedoch vermutet werden, dass der sozusagen »Schwächste« innerhalb der Unterbringung an den Rand der Gruppe gedrängt wird und einen sozialen Ausschluss erlebt. Weitere Erklärungsmodelle für das Verhalten der Bediensteten können das Vorhandensein aggressiver Schlüsselreize in einem geschlossenen

Raum und die Imitation aggressiven Verhaltens sein (Aronson & Wilson 2004, Dudeck et al. 2016).

5.7 Die Regulierung des Intimen – Sexualität im Maßregelvollzug

Das Good Lives Model verortet Sexualität unter das primäre Gut Glück und stellt klar, dass jeder ein Recht auf sexuelle Zufriedenheit hat (Ward 2003, ▶ Kap. 5.3.2). Das ist u. a. darin begründet, dass Sexualität ein wesentlicher Bestandteil der menschlichen Existenz ist und durch die Internationale Vereinigung für sexuelle Gesundheit als Menschenrecht deklariert wurde. Die Weltgesundheitsorganisation führt dazu aus, dass sexuelle Gesundheit eine positive und respektvolle Haltung zu Sexualität und sexuellen Beziehungen mit der Möglichkeit, angenehme und sichere Erfahrungen zu machen, voraussetzt (WHO 1993). Artikel 1 des Grundgesetzes in Deutschland legt dafür die Grundlage, indem der Kernbereich der privaten Lebensgestaltung inklusive der sexuellen Sphäre zu achten und zu schützen ist und Verpflichtung aller staatlichen Gewalt darstellt (BRD 1949).

Aus sexualmedizinischer Sicht weist Sexualität unterschiedliche Dimensionen auf und kann verschiedene Funktionen erfüllen, die wechselseitig miteinander interagieren. Die Lustdimension der Sexualität zeigt die Bedeutung für alle Möglichkeiten des Lustgewinns durch sexuelles Erleben auf. Die Fortpflanzungsdimension ist unabdingbar an die Funktion der Reproduktion gebunden. Die dritte Dimension Beziehung und Nähe hat ihre Wichtigkeit in der Befriedigung psychosozialer Grundbedürfnisse nach Akzeptanz, Nähe, Sicherheit und Geborgenheit durch sexuelle Kommunikation in Beziehungen. Diese sozial-kommunikative Bindungsfunktion ist überaus zentral und wird in ihrer Bedeutung oft unterschätzt.

Im Gegensatz zur gesellschaftlichen Liberalisierung ist der Umgang mit sexuellen Fragestellungen im Maßregelvollzug weiterhin ein tabuisiertes Thema (Höfle & Degano Kieser 2016). Dennoch haben psychisch kranke Straftäter wie alle Menschen der Allgemeinbevölkerung ein Recht auf Sexualität und sind sexuell aktiv. Während psychische Erkrankungen die Libido senken können, kommt bei psychopharmakologischer Behandlung noch die Gefahr einer zusätzlichen sexuellen Dysfunktion als Nebenwirkung hinzu. Maßregelpatienten haben darüber hinaus ein erhöhtes Risiko, an sexuell übertragbaren Krankheiten zu leiden, ungewollt schwanger und/oder Opfer von sexueller Gewalt zu werden. Während Menschen in der Allgemeinbevölkerung zu 1,9 % sexuellen Missbrauch in der Kindheit erlebt haben, sind es mehr als 18 % der Maßregelpatienten, die über einen eigenen frühkindlichen sexuellen Missbrauch berichten, was natürlich Einfluss auf die spätere Lebensgestaltung hat (Dudeck et al. 2016, Häuser et al. 2011, Scheuer et al. 2018).

Vor diesem Hintergrund ist es besonders wichtig, Sexualität in der Behandlung unter Zwang nicht auszublenden. Dennoch lassen sich viele hemmende Faktoren identifizieren, und diese beginnen mit der fehlenden Privatsphäre in Mehrbettzimmern. Hinzu kommen psychotherapeutische Regeln, die z. B. sexuelle Beziehungen auf psychiatrischen Stationen untersagen. Selbst Stigmatisierungen wie »Intelligenzgeminderte Menschen sind ewige Kinder« oder »Straftäter haben ihr Recht auf Sex verwirkt« sind im 21. Jahrhundert noch häufig zu finden, da Mitarbeiter erfahrungsgemäß nach persönlichen Präferenzen entscheiden. Die größten Barrieren stellen prinzipiell die Entsexualisierung und die Pathologisierung des sexuellen Verhaltens der Betroffenen dar (Collins 2001, Perry & Wright 2006, Quinn et al. 2011). Einerseits findet sich eine mangelnde Fachkompetenz des Personals und anderseits wird die fachliche Zuständigkeit oft nicht anerkannt (Higgins et al. 2009, Niendorf 2004, Nnaji & Friedmann 2008). Daraus resultiert dann, dass sogar die Themen der sexuellen Gesundheit vernachlässigt werden und nur darüber nachgedacht wird, ob die Patienten, die Sexualität leben, eine Kontrazeption anwenden.

Das Pfalzklinikum für Psychiatrie und Neurologie in Klingenmünster hat in Anlehnung an die empfohlene Leitlinienarbeit in Kooperation mit dem klinischen Ethikkomitee ein internes Empfehlungspapier zum verantwortlichen Umgang mit Sexualität entwickelt (Steinberg et al. 2012, Wobrock et al. 2010). Darin befürworten sie die Erstellung von Handlungsanleitungen, die abteilungsspezifisch ausgearbeitet sein und sich auf die Definition von Sexualität beziehen sollen, die niemandem schadet. Die Besonderheiten im Maßregelvollzug ergeben sich durch die juristisch angeordnete Therapie unter Zwang, die den Einbezug der Partner erst in der Resozialisierungsphase und unter erhöhten Lockerungsbedingungen möglich macht. Dennoch sollten die bestehenden funktionalen Partnerschaften von Beginn an mit in die Therapie einbezogen werden. Da nicht alle Maßregelvollzüge über Begegnungsräume verfügen und zumeist nur Zweibettzimmer zur Verfügung stehen, ist Privatheit nahezu ausgeschlossen. Dennoch entstehen Partnerschaften auch innerhalb des Maßregelvollzuges und sollten, wenn diese gewinnbringend für beide Patienten sind, therapeutisch begleitet werden.

Das Thema Sexualität ist nicht zuletzt ein immanentes in der forensischen Therapie, da ein Drittel der Patienten ein Sexualdelikt begangen hat, aber auch Opfer sexueller Übergriffe waren. Dazu sind neben einer deliktorientierten Therapie auch Schulungen und Ausbildungen für alle Mitarbeiter notwendig, um den in diesem Kontext existierenden Opfer-Täter-Transfer nicht in Richtung Mitarbeiter zu öffnen.

5.8 Sexueller Missbrauch in Arzt-Patient-Beziehungen

In Deutschland gibt es jährlich ca. 165.000 Betroffene pro Jahr, die von sexuellen Übergriffen durch Ärzte/Ärztinnen berichten. Die Gruppe der Opfer ist sehr heterogen und es lassen sich keinerlei prädiktive Variablen bestimmen, die das Risiko erhöhen, Opfer eines Übergriffes zu werden (Franke & Riecher-Rössler 2011, Steuerungsgruppe PABS 2004, Task Force on Sexual Abuse of Patients 1991, Tschan 2005). Gemäß der Daten über Opfer-Täter-Konstellationen aus dem angloamerikanischen Raum und den Niederlanden bewegt sich der Anteil von Mann-auf-Frau-Übergriffen zwischen 61–96 %, der von Mann-auf-Mann-Übergriffen zwischen 2–8 %, der von Frau-auf-Frau-Übergriffen zwischen 0,5–25 % und derjenige von Frau-auf-Mann-Übergriffen zwischen 2–5 % (Zondervan 2007). Für den Maßregelvollzug gibt es bislang überhaupt keine Daten, wenngleich Berichte und Studien aus Gefängnissen ein schwieriges Bild zeichnen (▶ Kap. 5.2.5). 14 % aller Personen, die eine sexuelle Beziehung zu einem Psychotherapeuten erlebt haben, unternehmen mindestens einmal im Leben einen Suizidversuch und 1 % der Betroffenen beenden ihr Leben durch Suizid (Penfold 1998).

Die Täter finden sich häufiger in der Psychiatrie und in der Kinder- und Jugendpsychiatrie als im Maßregelvollzug und lassen sich grundsätzlich in drei Gruppen einteilen, wobei die Übergänge fließend sind (Steuerungsgruppe PABS 2004, Tschan 2005):

1. Situativ handelnde Täter: aufgrund aktueller eigener Lebensumstände in Kombination mit moralisch-ethischen Defiziten in der Berufsauffassung;
2. Täter mit psychischen Störungen, die die Fähigkeit zur Aufrechterhaltung von Grenzen beeinträchtigen;
3. Sexualstraftäter im eigentlichen Sinn.

Aus diesem Grund hat sich in der Praxis das Abstinenzgebot für Beschäftigte im Maßregelvollzug bewährt, die zuvor eingehende Schulungen besucht haben. Neben Dienstvereinbarungen können klare Vorgaben helfen (Steinberg et al. 2012):

1. Die Mitarbeiter haben die Pflicht, ihre Beziehungen zu Patienten und Bewohnern und deren Bezugspersonen professionell zu gestalten und dabei jederzeit ihre besondere Verantwortung im therapeutischen Prozess zu berücksichtigen.
2. Sie dürfen die Vertrauensbeziehung von Patienten und Bewohnern nicht zur Umsetzung eigener Interessen und Bedürfnisse missbrauchen.
3. Außertherapeutische Kontakte zu Patienten und Bewohnern sollen sie auf das Nötige beschränken und so gestalten, dass eine therapeutische Beziehung möglichst wenig gestört wird.
4. Für Mitarbeiter ist jeglicher sexuelle Kontakt zu Patienten oder Bewohnern, zu denen sie in einem dienstlichen Verhältnis stehen, unzulässig.

5. Die abstinente Haltung erstreckt sich auch auf die Personen, die Patienten nahestehen, bei Kindern und Jugendlichen insbesondere auf deren Eltern und Sorgeberechtigte.

Wesentlich wichtiger als Dienstvereinbarungen ist aber die Entwicklung von Modulen, die bereits in der Ausbildung in einem pflegenden und/oder therapeutischen Beruf das Thema der Abstinenz aufgreifen.

5.9 Wie erfolgreich ist die Maßregelbehandlung?

Die Ziele der Behandlung in einer Maßregelvollzugseinrichtung sind juristisch klar definiert und liegen in der Stabilisierung psychopathologischer Symptome, wodurch künftige Straffreiheit erreicht werden und die Reintegration in die Gesellschaft gelingen soll (Bezzel 2010). Im Jahr 2013 waren laut statistischem Bundesamt 10.875 Personen (altes Bundesgebiet) strafrechtlich untergebracht. Seit Bestehen der Maßregelvollzugseinrichtungen sind diese angehalten, die Wirksamkeit ihrer Behandlungen anhand von Rückfalldaten zu belegen und zur Entlasssituation von forensischen Patienten Stellung zu nehmen.

Die ersten Ergebnisse der Essener Prognosestudie aus dem Jahr 2001 zeigten, dass drei Viertel aller nach § 63 StGB untergebrachten Patienten in komplementäre Einrichtungen in unmittelbarer Nähe zur Klinik entlassen werden konnten und die Hälfte entweder ganz- oder halbtags in einer beschützenden Werkstatt arbeitete. Bei 21,6 % der Patienten war bereits nach zwei Jahren in Freiheit die Wiedereingliederung gescheitert. Es kam in 7,5 % der Fälle zu schwerwiegenden Rückfällen i. S. von Gewalt- und Sexualdelinquenz. Bei nahezu 50 % der gescheiterten Behandlungen wurden von Seiten der Justiz neuerlich freiheitsentziehende Maßnahmen in die Wege geleitet (Seifert 2001, Seifert et al. 2005).

Mittlerweile kann ein Zeitraum von über 16,5 Jahren überblickt werden, in denen 23 Maßregelvollzüge aus sieben Bundesländern weiter an der Studie teilnehmen. Initial konnten 333 Patienten eingeschlossen werden, wobei nach diesem langen Katamnesezeitraum immer noch 321 Patienten, d. h. 96,4 %, beurteilt werden können. Etwa jeder dritte entlassene Proband wies mindestens eine neue Eintragung im Bundeszentralregister auf. Im Vergleich zu den vorhergehenden Katamnesen war diese Zahl stetig ansteigend. Vergleichbar, aber eher moderat, nahm der Anteil schwerwiegender Rückfalldelinquenz zu. Von ursprünglich 7,5 % auf 10,3 % auf 12,8 % nach 16,5 Jahren. Unverändert lag die Straftatschwere unter den zur Unterbringung geführten Delikten. Einen Freiheitsentzug zeigte sich in 15,6 % der Fälle. Somit finden sich im Vergleich zur Strafhaft deutlich geringere Rückfalldaten (Jehle et al. 2016). Vor diesem Hintergrund konnte festgestellt werden, dass Patienten mit der Diagnose einer Schizophrenie mehr als andere Patientengruppen von einer strafrechtlichen Unterbringung nach § 63 StGB, d. h. von einer Maßregelbehandlung, profitierten. Patienten mit einer Persönlichkeitsstörung wiesen die mit Abstand größte Rückfallquote auf, besonders dann, wenn die dissozialen Eigenschaften überwogen. Betrachtet man die Deliktgruppen, so boten Sexualstraftäter die höchste Rückfallquote innerhalb von zwei bis drei Jahren nach Entlassung. Große Bedeutung hat der soziale Empfangsraum nach Entlassung. So fördern eng strukturierte Einrichtungen die soziale Integration besser als die Rückkehr in die eigene Wohnung oder in die Ursprungsfamilie. Ebenso verbessert eine hohe Medikamentencompliance die Legalprognose (Seifert et al. 2018).

Zu den Ergebnissen der Maßregelbehandlung nach § 64 StGB liegen bereits seit 1988 katamnestische Daten vor, die einen Beobachtungszeitraum von einem bis zu fast drei Jahren umfassten und zeigen konnten, dass in zwei Drittel der Fälle eine Legalbewährung vorlag (Bezzel 2010, Dessecker 1996, Geriche & Kallert 2007, Koch 1988, Pfaff 1998, von der Haar 2002). Die bedingt entlassenen Patienten lebten in 37–65 % der Fälle abstinent (Bezzel 2010, Pfaff 1998). Schalast und Kollegen grenzten in einer Clusteranalyse von 150 alkoholabhängigen Patienten drei prognostisch und therapeutisch relevante Gruppen voneinander ab. Die Gruppe mit der schlechtesten Wiedereingliederungsprognose umfasste Patienten, bei denen sich schwere Anpassungsprobleme durch die gesamte Biografie zogen (Schalast et al. 2011). Eine weitere Untersuchung identifizierte psychopathische Persönlichkeitszüge und delinquente Sozialisation als negative Prognosefaktoren (Querengässer et al. 2014).

Auch aus den Forensischen Nachsorgeambulanzen liegen Evaluationsergebnisse für Behandlungsverläufe entlassener Maßregelpatienten vor. Bei einer mittleren Beobachtungszeit von 54 Monaten fanden Stübner und Kollegen in einer Stichprobe aus mehrheitlich nach § 63 StGB untergebrachten Personen eine Rezidivrate für erneute Straftaten (einschließlich Verdachtsfällen) von unter 10 %, was die Wirksamkeit ambulanter Nachsorge unterstreicht (Sauter et al. 2015, Stübner & Nedopil 2009). Diese Ergebnisse sind sicherlich der in der Therapie veränderten Hilfesuche der Patienten geschuldet, da mehr als die Hälfte der entlassenen Patienten im Krisenfall zuerst die Therapeuten der Nachsorgeambulanzen kontaktieren, da diese störungsspezifisches Wissen in Kombination mit der Kompetenz in Risikobeurteilung und -management vorhalten (Dudeck et al. 2018, Passow et al. 2016, Schmidt-Quernheim & Seifert 2014). Vergleiche hinsichtlich der Ergebnisqualität zwischen Maßregelpatienten mit und ohne ambulante Nachsorge konnten ebenfalls zeigen, dass die Legalprognose unter Behandlung weitaus günstiger ist und bei suchtkranken Patienten eine Abstinenzquote von 44 % erreicht wurde (Schmidt-Quernheim & Seifert 2014).

Allerdings greift die Idee zu kurz, allein anhand der Rückfalldaten die Ergebnisqualität der Maßregelbehandlung messen zu wollen. Diese lässt sich aber anhand von vielen weiteren Faktoren bestimmen, von denen die Standards für die Maßregelbehandlung nach §§ 63 und 64 nur einige darstellen (Müller et al. 2018):

- Besserung der Grunderkrankung (symptombezogene Risikominderung),
- Erfolgreiche Resozialisierungsmaßnahmen wie Schulabschluss, Berufsausbildung, Arbeitsplatz,

- Lockerungsstatus (geschlossen, begleitet, unbegleitet),
- Sozialer Empfangsraum (Wohn- und Arbeitssituation bei Entlassung),
- Anteil der Patienten im Probewohnen,
- Anteil der aufgrund guter Prognose entlassenen Patienten,
- Abstinenzrate nach Entlassung (§ 64 StGB),
- Rate der Erledigungen (§ 64 StGB),
- Behandlungsdauer aller Patienten an einem Stichtag ab Beginn der Unterbringung/Rechtskraft des Urteils (§ 63 StGB),
- Anteil von über sechs bzw. zehn Jahren untergebrachter Patienten an der Gesamtzahl der gemäß § 63 StGB rechtskräftig Untergebrachten und deren mittlere Unterbringungsdauer,
- Anzahl der Patienten mit mehr als sechs bis zehn Jahren Unterbringungsdauer seit Beginn der Unterbringung/Rechtskraft des Urteils (§ 63 StGB),
- Anteil der aus Verhältnismäßigkeit entlassenen Patienten,
- Mittlere Gesamtbehandlungsdauer der entlassenen Patienten mit guter Prognose bzw. aus Verhältnismäßigkeitsgründen,
- Anzahl der Entweichungen mit und ohne Ausbruch,
- Anzahl der Übergriffe und Delikte während der Unterbringung einschließlich solcher gegen Mitarbeiter und Patienten,
- Wiederaufnahmen während der Führungsaufsicht mit und ohne Delikt.

Vor diesem Hintergrund ist die Maßregelbehandlung in Deutschland ein Erfolgsmodell in der Reintegration von psychisch kranken Straftätern, dem mehr positive Aufmerksamkeit geschenkt werden sollte und gerade dann, wenn die Gesellschaft keine Straftaten erschüttern.

6 Resümee

Das Ziel des vorliegenden Buchs war es, Forensische Psychiatrie und Psychotherapie in all ihren Facetten zu präsentieren, denn es ist nicht nur ein Teilgebiet der Allgemeinpsychiatrie und/oder ein Grenzgebiet anderer Wissenschaften. Zugegebenermaßen gibt es einen klaren Rechtsrahmen, in dem sich das Fach mit anderen Bereichen trifft, der Zusammenhang von psychischer Krankheit und Kriminalität bleibt jedoch ein artifizieller, um das Ausmaß an Schuld für die Gesellschaft messbar zu machen. Die alleinige Fokussierung auf diese unikausale Verbindung birgt die Gefahr der »Biologisierung von Verbrechern«, die zuletzt im Dritten Reich zu einer unguten Entwicklung geführt hat. Warum aber Menschen Straftaten begehen, ist dadurch bei weitem nicht geklärt. Forensische Psychiatrie und Psychotherapie befindet sich grundsätzlich in einem Widerstreit zwischen gesellschaftlichem Auftrag und öffentlicher Meinung. Jedes Mal, wenn schwere Straftaten öffentlichkeitswirksam aufgearbeitet werden, wird die Forderung nach Sicherheit vor Therapie laut. Dennoch haben nach unserer bestehenden Rechtsordnung schuldunfähige Straftäter einen gesetzlichen Anspruch auf Behandlung und Rehabilitation, der den Weg zurück in die Gesellschaft ebnen soll. Dabei ist unbestritten, dass das Interesse der Bevölkerung an ihrer Sicherheit berechtigt ist, aber eine Gesellschaft bringt ihre Straftäter hervor und ist insofern auch verantwortlich für deren weiteren Lebensweg. Vergessen wird in dieser Diskussion oft, dass die Rückfallgefahr von ehemaligen Maßregelpatienten um ein Vielfaches geringer als die von Gefängnisinsassen ist. Und die Rückfallgefahr von in der Sozialtherapie behandelten Gefängnisinsassen ist wiederum viel geringer als die von unbehandelten Gefängnisinsassen.

Unabhängig davon sind forensisch tätige Psychiater häufig im Fokus der allgemeinen Diskussion, da sie Mörder und Sexualstraftäter in ihren Sachverständigengutachten zu Menschen erklären, indem sie deren Lebenswege nachvollziehen und versuchen, eine Sinndeutung für die jeweils zutage getretene Straftat zu finden. Dieses Verfahren ist aber notwendig, um anhand einer Delinquenzhypothese eine Therapie zu generieren, die das Risiko weiterer Straftaten minimiert. Es ist die genuine Expertise von forensischen Psychiatern, alle möglichen Risikofaktoren zu entdecken und hinsichtlich ihrer Bedeutung zu analysieren, aber in die Zukunft schauen können sie nicht. Die Ursachen für aggressives Verhalten sind außerordentlich vielfältig und das vorliegende Buch konnte aufzeigen, dass diese aus der Sicht der verschiedenen Disziplinen logisch und konsistent herzuleiten sind. Damit existiert aus forensischer Sicht das Böse wie auch das Gute nicht allein durch sich selbst.

Literatur

Alpers GW, Eisenbarth W (2008) Psychopathic personality Inventory-Revised. Göttingen: Hogrefe Verlag.
American Psychiatric Association (APA) (2015) Diagnostisches und Statistisches Manual Psychischer Störungen (DSM-5). Göttingen: Hogrefe Verlag.
Amon S, Klier CM (2012) Risikofaktoren von Neonatizid. Kinder-und Jugendmedizin 12 (05): 286–293.
Anderson CA, Bushman B J (2002) Human aggression. Annu Rev Psychol 53: 27(51.
Andrews DA (1989) Recidivism is predictable and can be influenced: using risk assessments to reduce recidivism. In: Forum on Corrections Research 1:11–18.
Andrews DA, Bonta J (2006) The psychology of criminal conduct. 4th ed. Newwark, NJ, USA: Anderson Pub. pp. 285–290.
Arbeitsgemeinschaft für Methodik und Dokumentation in der Psychiatrie (AMPD) (2018) Das AMDP-System. Manual zur Dokumentation psychiatrischer Befunde. 10. Auflage. Göttingen: Hogrefe.
Aronson E, Wilson TD, Akert RM (2004) Sozialpsychiatrie. 4. aktualisierte Auflage. München: Pearson. S. 320–321.
Aschaffenburg G (1933) Das Verbrechen und seine Bekämpfung. Heidelberg: Carl Winters Universitätsbuchhandlung. S. 151, 367.
Asscher JJ, van der Put CE, Stams GJ (2012) Differences between juvenile offenders with and without intellectual disability in offense type and risk factors. Res Dev Disabil 33(6): 1905–1913.
AWMF (2016) https://www.awmf.org/uploads/tx_szleitlinien/038-013l_S3-Demenzen-2016-07.pdf (Zugriff am 23.08.2019)
Bachhiesl C (2005) Zur Konstruktion der kriminellen Persönlichkeit. Die Kriminalbiologie an der Karl-Franzens-Universität Graz. Hamburg: Verlag Dr. Kovac.
Baier D, Bergmann MC (2013) Gewalt im Strafvollzug-Ergebnisse einer Befragung in fünf Bundesländern. In: Forum Strafvollzug 2: 76–83.
Ballester J, Goldstein B, Goldstein TR, Yu H, Axelson D, Monk K, Hickey MB, Diler RS, Sakolsky DJ, Sparks G, Iyengar S, Kupfer DJ, Brent DA, Birmaher B (2014) Prospective longitudinal course of aggression among adults with bipolar disorder. Bipolar Disord 16 (3): 262–269.
Bandura A (1973) Aggression: A social learning analysis. Englewood Cliffs, New York: Prentice Hall.
Banks J, Waters J, Andersson C, Olive V (2019) Prevalence of gambling among prisoners: a systemativ review. Int J Offender Ther Comp Criminol doi: 10.1177/0306624X19862430.
Barnow S (2008) Persönlichkeitsstörungen: Ursachen und Behandlung. Bern: Verlag Hans Huber. S. 216–217.
Barnow S, Stopsack M, Ulrich I, Falz S, Dudeck M, Spitzer C, Grabe HJ, Freyberger HJ (2009) Prävalenz und Familiarität von Persönlichkeitsstörungen in Deutschland: Ergebnisse der Greifswalder Familienstudie. Psychother Psych Med 60: 334–341.
Baron RA, Richardson DR (1994) Human aggression. 2nd Ed. New York: Plenum.
Bartley CA, Bloch MH (2013) Meta-analysis: pharmacological treatment of pathological gambling. Expert Rev Neurother 13(8): 887–894.
Bartos BJ, Renner M, Newark C, McCleary R, Scurich N (2017) Characteristics of forensic patients in California with Dementia/Alzheimer's Disease. J Forensic Nurs 13(2): 77–80.

Bassir NA, Eveleth MC, Gabbay JM, Hassan YJ, Zhang B, Perez-Rodriguez MM (2018) Past, present, and future of genetic research in borderline personality disorder. Curr Opin Psychol 21: 60–68.
Bateman A, Fonagy P (2013) Mentalization – based treatment. Psychoanal ing 33(6): 596–613.
Bateman AW, Gunderson J, Mulder R (2015) Treatment of personality disorder. Lancet 385 (9969): 735–743.
Bates C, Brodsky A (1988) Sex in the therapy hour. New York: Guilford Press.
Baumeister RF, Leary MR (1995) The need to belong: Desire for interpersonal attachment as a fundamental human motivation. Psychol Bull117: 497–529.
Baumeister RF, Vohs KD, Tice, DM (2007) The strength model of self-control. Curr Dir Psychol Sci 16: 351–355.
Baur E, Forsman M, Santtila P, Johansson A, Sandnabba K, Langström N (2016) Paraphilic sexual interests and sexually coercive behavior: a population-based twin study. Arch Sex Behav 45(5): 1163–1172.
Becker P (2002) Verderbnis und Entartung. Eine Geschichte der Kriminologie des 19. Jahrhunderts als Diskurs und Praxis. Göttingen: Vandenhoeck und Ruprecht Verlag. S. 33, 365.
Beier KM (1995) Dissexualität in Lebenslängsschnitt. Theoretische und empirische Untersuchungen zu Phänomenologie und Prognose begutachteter Sexualstraftäter. Berlin: Springer Verlag.
Bendiek A (2019) Tat, Handlung, Straftat. www.muenster.de/ (Zugriff am 23.08.2018)
Berkowitz L (1968) Impulse, aggression, and the gun. Psychol today: 18–22.
Berkowitz L (1989) Frustration-aggression hypothesis: Examination and reformulation. Psychol Bull 106: 59–73.
Berkowitz L (1993) Aggression: Its causes, consequences, and control. New York: Mc Graw Hill.
Bertram GW (2018) Was ist der Mensch? Warum wir nach uns fragen. Stuttgart: Reclam, Universalbibliothek. S. 74–76.
Bezzel A (2010) Können Patienten aus dem Maßregelvollzug (§ 64 StGB) resozialisiert werden? Forens Psychiatr Psychol Kriminol 4: 264–268.
Bhatia U, Bhat B, George S, Nadkarni A (2019) The prevalence, pattern, and correlates of gambling behaviours in men: an exploratory study from Goa, India. Asian J Psychiatr 26: 143–149.
Bijlenga D, Ulberstad F, Thorell LB, Christiansen H, Hirsch O, Kooij JJS (2019) Objective assessment of attention-deficit/hyperactivity disorder in older adults compared to controls using the Qb Test. Int J Geriatr Psychiatry doi: 10.1002/gps.5163.
Birkhoff JM, Garberi C, Re L (2016) The behavioral variant of frontotemporal dementia: an analysis of the literature and a case report. In J Law Psychiatry 47:157–163.
Blaesi S, Gairing SK, Walter M, Lang UE, Huber CG (2015) Sicherheit, therapeutischer Halt und Patientenzusammenhalt auf geschlossenen, neu geöffneten und offenen psychiatrischen Stationen. Psychiatr Prax 42: 76–81.
Blanco C, Grant J, Petry NM, Simpson HB, Alegria A, Liu SM, Hasin D (2008) Prevalence and correlates of shoplifting in the United States: results from the National Epidemiologic Survey on alcohol and related conditions (NESARC). Am J Psychiatry 165(7): 905–913.
Blitz CL, Wolff N, Shi J (2008) Physical victimization in prison: the role of mental illness. Int J Law Psychiatry 31 (5): 385–393.
Bloom JD, Mueser K, Müller-Isberner R (2000) Treatment implications of the antecedents of criminality and violence. In: Hodgins (Ed.) Violence among the mentally ill. Effective treatment and management strategies. London: Kluwer. Pp. 145–169.
Bock M (2013) Kriminologie. 4. Auflage. München: Vahlen. S.5-6, S. 307.
Boetsch T (2008) Psychopathie und antisoziale Persönlichkeitsstörung. Ideengeschichtliche Entwicklung der Konzepte in der deutschen und angloamerikanischen Psychiatrie und ihr Bezug zu modernen Klassifikationssystemen. Saarbrücken: VDM Verlag Dr. Müller.

Boetticher A, Kröber HL, Müller-Isberner R, Böhm KM, Müller-Metz R, Wolf T (2006) Mindestanforderungen für Prognosegutachten. NStZ 10: 537–544.
Boetticher A, Nedopil N, Bosinski H, Saß H (2005) Mindestanforderungen für Schuldfähigkeitsgutachten. NStZ 25: 57–61.
Bondü R (2006) Die Klassifikation von Brandstiftern. Frankfurt: Verlag für Polizeiwissenschaft.
Borchard B, Gnoth A (2016) Anpassungsleistung und Täuschung in der forensischen Therapie. Forens Psychiatr Psychol Kriminol 10: 127–135.
Bordin ES (1979) The generalizability of the psychoanalytic concept of the working alliance. Psychol Psychother-T 16: 252.
Bourget D, Gagne P (2002) Maternal filicide in Quebec. J Am Acad Psychiatry Law 30: 345–351.
Boyer P, Bergstrom B (2008) Evolutionary perspectives on religion. Annu Rev Anthropol 37: 111–130.
Bram N, Rafrari R, Ben Romdhane I, Ridha R (2013) Bipolar disorder and criminality: a comparative study by gender. Tunis Med 91: 693–699.
Braungart W (1992) Ritual und Literatur. Literaturtheoretische Überlegungen im Blick auf Stefan George. Sprache und Literatur in Wissenschaft und Unterricht 69 (23): 2–31.
Brinkley CA, Diamond PM, Magaletta PA, Heigel CP (2008) Cross-validation of Levenson's Psychopathy Scale in a sample of federal female inmates. Assessment 15(4): 464–482.
Brown RA, Abrantes AM, Minami H, Prince MA, Bloom EL, Apodaca TR, Strong DR, Picotte DM, Monti PM, MacPherson L, Matsko SV, Hunt JI (2015) Motivational Interviewing to Reduce Substance Use in Adolescents with Psychiatric Comorbidity. J Subst Abuse Treat 59: 20–29.
Bundesrepublik Deutschland (1949) Grundgesetz. https://www.bundestag.de/parlament/aufgaben/rechtsgrundlagen/grundgesetz. (Zugriff am 19.08.2019)
Carreiro da Costa Fraia e Melo Höfle M, Degano Kieser L (2016) Sexuelle Gesundheit in der psychiatrischen Versorgung: Eine Pilotstudie zur professionellen Perspektive in psychosozialen Einrichtungen. Psychiat Prax 43: 32–37.
Castellini G, Rellini AH, Appignanesi C, Pinucci I, Fattorini M, Grano E, Fisher AD, Cassioli E, Lelli L, Maggi M, Ricca V (2018) Deviance or normalcy? The relationship among paraphilic thoughts and behaviors, hypersexuality, and psychopathology in a sample of university students. J Sex Med 15(9): 1322–1335.
Chagnon N (1968) Yanomamö. The Fierce People. Holt: Rinehart & Winston Inc.
Chan HC, Beauregard E, Myers WC (2015) Single-victim and serial sexual homicide offenders: differences in crime, paraphilias and personality traits. Crim Behav Ment Health 25 (1): 66–78.
Chitsabesan P, Lennox C, Williams H, Tariq O, Shaw J (2015) Traumatic brain injury in juvenile offenders: findings from the comprehensive health assessment tool study and the development of a specialist linkworker service. J Head Trauma Rehabil 30(2): 106–115.
Chitwood D, Weis, ML, Leukefeld CG (2008) A systematic review of recent literature on religiosity and substance use. J Drug Issues 38: 653–688.
Cibis ML, Wackerhagen C, Müller S, Lang UE, Schmidt Y, Heinz A (2017) Vergleichende Betrachtung von Aggressivität, Zwangsmedikation und Entweichungsraten zwischen offener und geschlossener Türpolitik auf einer Akutstation. Psychiatr Prax 44: 141–147.
Cipriani G, Lucetti C, Danti S, Carlesi C, Nuti A (2016) Violent and criminal manifestations in dementia patients. Geriatr Gerontol Int 16(5): 541–549.
Cleckley H (1941) The mask of sanity: an attempt to clarify some issues about the so-called psychopathic personality. St. Louis: Mosby.
Collins PY (2001) Dual Taboos: Sexuality and women with severe mental Illness in South Africa: Perceptions of Mental Health Providers. AIDS Behav 5: 151–161.
Conner KR, Swogger MT, Houston RJ (2009) A Test of the Reactive Aggression-Suicidal Behavior Hypothesis: Is There a Case for Proactive Aggression? J Abnorm Psychol 118: 235–240.
Cook S, Turner NE, Ballon B, Paglia-Boak A, Murray R, Adlaf EM, Ilie G, den Dunnen W, Mann RE (2015) Problem gambling among Ontario students: associations with sub-

stance abuse, mental health problems, suicide attempts, and delinquent behaviors. J Gambl Stud 31(4): 1121–1134.
Cooke DJ, Michie C (2001) Refining the construct of psychopathy: towards a hierarchical model. Psychol Assess 13: 171.
Cunningham-Williams RM, Cottler LB, Womach SB (2004) Epidemiology. In: Grant JW, Potenza MN (eds.) Pathological Gambling. A Clinical Guide to Treatment. Washington DC: American Psychiatric Publishing: 25–36.
Dack C, Ross J, Papadopoulos C, Stewart D, Bowers L (2013) A review and meta-analysis of the patient factors associated with psychiatric in-patient aggression. Acta Psychiatr Scand 127: 255–268.
Dahle K-P (1995) Therapiemotivation hinter Gittern-Zielgruppenorientierte Entwicklung und Erprobung eines Motivationskonstrukts für die therapeutische Arbeit im Strafvollzug. Regensburg: Roderer.
Dahle K-P (2007) Methodische Grundlagen der kriminalprognose. Forens Psychiatr Psychol Kriminol 1(2): 101–110.
Darby RR (2018) Neuroimaging abnormalities in neurological patients with criminal behavior. Curr Neurol Neurosci Rep 18(8): 47. doi: 10.1007/s11910-018-0853-3.
Darwin C (2012) Die Abstammung des Menschen und die sexuelle Selektion: Eine Auswahl. Leipzig: Reclam Universalbibliothek.
De Neef N, Coppens V, Huys W, Morrens M (2019) Bondage-Discipline, dominance submission and sadomasochism (BDSM) from an integrative biopsychosocial perspective: a systematic review. Sex Med 7(2): 129–144.
De Quervain DJ-F, Fischbacher U, Treyer V, Schellhammer M, Schnyder U, Buck A, Fehr E (2004) The neural basis of altruistic punishment. Science 305: 1254–1258.
Dean P (2004) Child homicide and infanticity in New Zealand. Int J Law Psychiatry 27: 339–348.
Declerck CH, Boone C, Emonds G (2013) When do people cooperate? The neuroeconomics of prosocial decision making. Brain Cogn 81: 95–117.
Dessecker A (1996) Suchtbehandlung als strafrechtliche Sanktion: eine empirische Untersuchung zur Anordnung und Vollstreckung der Maßregel nach § 64 StGB. Wiesbaden: KrimZ.
Deutsche Alzheimer Gesellschaft e. V. (2018) https://www.deutschealzheimer.de/fileadmin/alz/pdf/factsheets/infoblatt1_haeufigkeit_demenzerkrankungen_dalzg.pdf. (Zugriff am 21.08.2019)
Deutsche Gesellschaft für Psychiatrie, Psychotherapie, Psychosomatik und Nervenheilkunde (DGPPN) (2007) Behandlungsleitlinie Störungen der sexuellen Präferenz. (Praxisleitlinien in Psychiatrie und Psychotherapie, Band 8). Darmstadt: Steinkopff Verlag.
Deutscher Bundestag (1975) Bericht über die Lage der Psychiatrie in der Bundesrepublik Deutschland – Zur psychiatrischen und psychotherapeutisch/psychosomatischen Versorgung der Bevölkerung –. Drucksache 7/4200. http://dipbt.bundestag.de/doc/btd/07/042/0704200.pdf (Zugriff am 26.08.2019)
Dezutter M, Guillou-Landreat M, Dewitte JD, Bouzard S, Faucheron JB, Lodde B, Durand-Moreau Q (2019) Prevalence of problem gambling in an employed population in Brittany, France. Ind Health doi: 10.2486/indhealth.2018-0264.
Dick DM, Bierut LJ (2006) The genetics of alkohol dependence. Curr Psychiatry Rep 8: 151-157.
Die Drogenbeauftragte der Bundesregierung (2018) https://www.bundesregierung.de/breg-de/suche/drogen-und-suchtbericht-2018-1545480
Dieckmann E, Behary W (2015) Schema Therapy: an approach for treating narcisstic personality disorder. Fortschr Neurol Psychiatr 83(8): 463–477.
Diehl-Schmid J, Perneczky R, Koch J, Nedopil N, Kurz A (2013) Guilty by suspicion? Criminal behavior in frontotemporal lobar degenration. Cogn behav Neurol 26(2): 73–77.
Dollard J, Doob CW, Miller NE, Mowrer, OH, Sears RR (1939). Frustration and aggression. New Haven: Yale University Press.
Döringer S (2016) Religiosität, Aggression und Delinquenz: Daten aus dem deutschen Maßregelvollzug. Bachelorarbeit. Universität Ulm.

Ducat L, Ogloff JR, McEwan T (2013) Mental illness and psychiatric treatment amongst firesetters, other offenders and the general community. Aust N Z J Psychiatry 47(10): 945–953.
Dücker B (2007) Rituale. Formen-Funktionen-Geschichte. Stuttgart: JB Metzler. S. 14–67.
Dudeck M (2014) Die psychobiologischen Grundlagen und Therapieoptionen von
Dudeck M, Franke I (2018) Stellenwert und Bewertung von Anpassungsleistung, therapeutischer Beziehung und Stationsklima in Prognosegutachten. Recht & Psychiatrie 36 (3): 158–162.
Dudeck M, Franke I, Bezzel A, Otte S, Ormanns N, Nigel S, Segmiller F, Streb J (2018) Wer profitiert von einer Behandlung im Maßregelvollzug? Ergebnisse einer bayernweiten Katamnesestudie für den Bezirk Schwaben. Psych Prax 45: 375–382.
Dudeck M, Kopp D, Drenkhahn K, Kuwert P, Orlob S, Lüth HJ, Freyberger HJ Spitzer C (2009) Die Prävalenz psychischer Erkrankungen bei Gefängnisinsassen mit Kurzzeitstrafe. Psychiat Prax 36: 1–6.
Dudeck M, Vasic N, Otte S, Streb J (2016) Intramurale Gewalterfahrungen und psychische Belastung von Langzeitgefangenen. Trauma & Gewalt 1(10): 34–41.
Dunbar RIM (2003) The social brain: mind, language, and society in evolutionary. perspective. Annu Rev Anthropol 32: 163–181.
Dunn GA, Nigg JT, Sullivan EL (2019) Neuroinflammation as a risk factor for attention deficit hyperactivity disorder. Pharmacol Biochem Behav 182: 22–34.
Durbeej N, Palmstierna T, Berman AH, Kristiansson M, Gumpert CH (2014) Offenders with mental health problems and problematic substance use: affective psychopathic personality traits as potential barriers to participation in substance abuse interventions. J Subst Abuse Treat 46(5): 574–583.
Dyck M, Mathiak K (2013) Persönlichkeitsstörungen. In: Schneider F, Fink GR (Hrsg.) Funktionelle MRT in Psychiatrie und Neurologie. Heidelberg: Springer Verlag. S. 729–750.
Ebert D, Hecht H (2012) Nicht-stoffgebundene Süchte, Impulskontrollstörungen. In: Berger M (Hrsg.) Psychische Erkrankungen. Klinik und Therapie. München: Elsevier. S. 791, 797.
Eher R, Rettenberger M, Turner D (2019) The prevalence of mental disorders in incarcerated contact sexual offenders. Acta Psychiatr Scand 139(6): 572–581.
Eibl-Ebesfeldt I (1963) Aggressive behavior and ritualized fighting in animals. In: Maserman (Hrsg.) Science and psychoanalysis Vol 6. Violence and war. New York: Grune & Stratton.
Eisenbarth H (2014) Psychopathic personality in women. Diagnostics and experimental findings in the forensic setting and the business world. Nervenarzt 85(3): 290–297.
Eisenberg N, Miller PA (1987) The relation of empathy to prosocial and related behaviors. Psychol Bull 101(1): 91–119.
Elbert T, Weierstall R, Schauer M (2010) Fascination violence: on mind and brain of man hunters. Eur Arch Psychiatry Clin Neurosci 260: 100(105.
Elisabeth Kim BK, Gilman AB, Kosterman R, Hill KG (2019) Longitudinal Associations among depression, substance abuse, and crime: a test of competing hypotheses for driving mechanism. J Crime Justice 62: 50–57.
Erber-Schropp JM (2016) Schuld und Strafe. Tübingen: Mohr Siebeck. S. 6–7.
Esquirol D (1827) Allgemeine und spezielle Pathologie und Therapie der Seelenstörungen. Leipzig: Hartmann Verlag.
Evershed S, Tennant A, Boomer D, Rees A, Barkham M, Watson A (2003) Practice-based outcomes of dialectical behavior therapy (DBT) targeting anger and violence, with male forensic patients: a pragmatic and non-contemporaneous comparison. Crim Behav Ment Health 13(3): 198–213.
Farooque R, Ernst FA (2003) Filicide: a review of eight years of clinical experience. J Natl Med Assoc 95: 90–94.
Farrer TJ, Frost RB, Hedges DW (2013) Prevalence of traumatic brain injury in juvenile offenders: a meta-analysis. Child Neuropsychol 19(3): 225–234.

Fazel S, Gulati G, Linsell L, Geddes JR, Grann M (2009) Schizophrenia and Violence: Systematic Review and Meta-Analysis. PLoS Med 6(8): (e1000120. Doi: 10.1371/journal.pmed.1000120, Zugriff am 29.08.2018).

Feresin E (2009) Lighter sentence for murderer with ›bad gens‹. Nature https://doi.org/10.1038/news.2009.1050

Ferriani L (1896) Minderjährige Verbrecher. Versuch einer strafgerichtlichen Psychologie mit Original-Gutachten. Berlin: Verlag Siegfried Cronbach.

Fervaha G, Foussias G, Agid O, Remington G (2014) Motivational and neurocognitive deficits are central to the prediction of longitudinal functional outcome in schizophrenia. Acta Psychiatr Scand 130: 290–299.

Flores Arcas JJ, Sodi M (2004) Rituale romanum. Editio prinzeps (1614). Rom: Libreria Editrice Vaticana.

Forschner M (2007) Stoa: Schicksal und Verantwortung. In: An der Heiden U, Schneider H (Hrsg.) Hat der Mensch einen freien Willen? Die Antworten der großen Philosophen. Stuttgart: Reclams Universal-Bibliothek.

Förster S, Dreßler J, Thiele K (2015) Neonatizide in Leipzig und Chemnitz von 1981 bis 2010. Rechtsmedizin 25(4): 281–286.

Förstl H, Jablensky A (1999) Organisch bedingte psychische Störungen: eine Einführung. In: Helmchen H, Henn F, Lauter H, Sartorius N (Hrsg.) Psychische Störungen bei somatischen Erkrankungen. Psychiatrie der Gegenwart 4. 4. Auflage. Berlin: Springer Verlag. S. 3–14.

Foucault M (2016) Überwachen und Strafen. Die Geburt des Gefängnisses. Frankfurt/Main: Suhrkamp.

Fovet T, Geoffroy PA, Vaiva G, Adins C, Thomas P, Amad A (2015) Individuals with bipolar disorder and their relationship with the criminal justice system: a critical review. Psychiatr Serv 66(4): 348–353.

Fraas S, Schöpfer J, Penning R, Mützel E (2015) Obduktionen an Kindern im Institut für Rechtsmedizin München von 1989 bis 2013. Rechtsmedizin 25(3): 214–221.

Franke I, Döringer S, Streb J, Nigel S, Klein V, Huber S, Pollatos O, Dudeck M (2019) Der Einfluss von Religiosität auf die Einstellung gegenüber Aggression und auf aggressives Verhalten von forensisch-psychiatrischen Patienten. Forts Neurol Psychiatr. https://doi.org/10.1055/a-0897-3877.

Franke I, Riecher-Rössler A (2011) Missbrauch in therapeutischen Beziehungen. Möglichkeiten zur kritischen Positionierung der Ärzteschaft. Nervenarzt 82: 1145–1150.

Franke I, Seipel S, Vasic N, Streb J, Nigel S, Otte S, Dudeck M (2019) Neuropsychological profile of pedophilic child sexual offenders compared with an IQ-mtached non-offender sample-results of a pilot study. Int J Law Psychiatry 64: 137-141.

Frede D (2007) Platon: Wunsch und Begehren. In: An der Heiden U, Schneider H (Hrsg.) Hat der Mensch einen freien Willen? Die Antworten der großen Philosophen. Stuttgart: Reclams Universal-Bibliothek.

Freud S (1990) Ausgewählte Schriften. Leipzig: Reclam. S. 299–343.

Friedman SH, Horwitz SM, Resnick (2005) Child murder by mothers: a critical analysis of the current state of knowledge and a research agenda. Am J Psychiatry 162: 1578–1587.

Gazzaniga M (2011) Die Ich Illusion. Wie Bewusstsein und freier Wille entstehen. München: Hanser. S. 124, 248.

Geen RG (1998) Aggression and antisocial behavior. In: Gilbert DT, Fiske ST, Lindzey G (Eds.) The handbook of social psychology. 4th ed. New York: Academic Press. S. 317–356.

Gericke B, Kallert TW (2007) Zum Outcome der Maßregelvollzugsbehandlung nach § 64 StGB. Psychiatr Prax 34: 218–226.

Gert E (1983) Die moralischen Regeln. Frankfurt/Main: Suhrkamp.

Gerwinn H, Weiß S, Tnebergen N, Amelung T, Födisch C, Pohl A, Massau C, Kneer J, Mohnke S, Kärgel C, Wittfoth M, Jung S, Drumkova K, Schiltz K, Walter M, Beier KM, Walter H, Ponseti J, Schiffer B, Kruger THC (2018) Clinical characteristics associated with paedophilia and child sex offending-diffentiating sexual preference from offence status. Eur Psychiatry 51: 74–85.

Gescher DM, Kahl KG, Hillemacher T, Freiling H, Kuhn J, Frodl T (2018) Epigenetics in personality disorders: Today's Insights. Front Psychiatry doi:10.3389/fpsyt.2018.00579 (Zugriff am 25.08.2018)

Gewaltdelinquenz anhand der antisozialen Persönlichkeitsstörung. In: Dudeck M, Kaspar J, Lindemann M (Hrsg.) Verantwortung und Zurechnung im Spiegel von Strafrecht und Psychiatrie. Baden-Baden: Nomos Verlag. S. 84–101.

Gill M, Daly G, Heron S (1997) Confirmation of association between attention deficit hyperactivity disorder and a dopamine transporter polymorphism. Molecular psychiatry 2: 311–313.

Gilligan C (1984) Die andere Stimme. Lebenskonflikte und Moral der Frau. München: Piper.

Ginsburg JID, Mann RE, Rotgers F, Weekes JR (2002) Using Motivational Interviewing with criminal justice populations. In: W. R. Miller S, Rollnick S(Eds) Motivational Interviewing: Preparing People for Chance New York: Guilford Press. pp. 333–346.

Gintis H, Bowles S, Boyd R, & Fehr E (2003) Explaining altruistic behavior in humans. Evol Hum Behav 24: 153–172.

Gisbert L, Vilar L, Rovira P, Sanchez-Mora C, Pagerols M, Garcia-Martinez I, Richarte V, Corrales M, Casas M, Ramos-Quiroga JA, Soler Artigas M, Ribasés M (2019) Genomwide analysis of emotional lability in adult attention deficit hyperactivity disorder (ADHD). Eur Neuropsychopharmacol 29(6): 795–802.

Goudriaan AE, Oosterlaan J, de Beurs E, van den Brink W (2006) Neurocognitive functions in pathological gambling: a comparison with alcohol dependence, Tourette syndrome and normal controls. Addiction 101(4): 534–547.

Grant JE, Chamberlain SR, Schreiber LR, Odlaug BL (2012) Neurocognitive deficits associated with shoplifting in young adults. Compr Psychiatry 53(8): 1049–1055.

Grant JE, Odlaug BL (2008) Kleptomania: clinical characteristics and treatment. Braz J Psychiatry S1: 11–15.

Grant JE, Odlaug BL, Lust K, Christenson G (2016) Characteristics and correlates of stealing in college students. Crim Behav Ment Health 26(2): 101–109.

Grant JE, Potenza MN (2008) Gender-related differences in individuals seeking treatment for kleptomania. CNS Spectr 13(3): 235–245.

Graz C, Etschel E, Schoech H, Soyka M (2009) Criminal behaviour and violent crimes in former inpatients with affective disorder. J Affect Disord 117(1-2): 98–102.

Green K, Browne K (2019) Personality disorder traits, trauma, and risk in perpetrators of domestic violence. Int J Offender Ther Comp Criminol doi: 10.1177/0306624X19826516.

Gretenkord L (2017) RNR- Das Reasoning and Rehabilitation Programm. In: Müller-Isberner R, Born E, Eucker S, Eusterschulte (Hrsg.) Praxishandbuch Maßregelvollzug. Grundlagen, Konzepte und Praxis der Kriminaltherapie. 3. erweiterte und aktualisierte Auflage. Berlin: Medizinisch Wissenschaftliche Verlagsgesellschaft. S. 433–435.

Guileyardo JM, Prahlow JA, Barnard JJ (1999) Familial filicide and filicide classification. Am J Forensic Med Pathol 20: 286–292.

Guy LS (2008) Performance indicators of the structured professional judgement approach for assessing risk for violence to others. A meta-analytic survey. Unpublished doctoral dissertation. Burnaby, BC, Canada: Simon Fraser University.

Haidt J (2010) Morality. In: Fiske St, Gilbert DT, Lindzey G (Hrsg.) Handbook of Social Psychiatry. 5. Ed. Hoboken NJ: Wiley Bd 2. S. 797–832.

Haidt J, Joseph C (2004) Intuitive ethics: How innatly prepared intuitions generate culturally variable virtues. In: Daedalus Bd. 133. S. 55–66.

Hanson RK, Gordon A, Harris AJR, Marques JK, Murphy W, Quinsey VL, Seto MC (2002) First report of the collaborative outcome data project on the effectiveness of psychological treatment for sex offenders. Sexual Abuse 14(2): 169–194.

Hare RD, Hart SD (1996) Psychopathy and antisocial personality disorder. Curr Opin Psychiatry 9: 129–132.

Harpur TJ, Hare RD, Hakstian AR (1989) Two-factor conceptualization of psychopathy: construct validity and assessment implications. Psychol Assess J Consult Clin Psychol 1 (1): 6–17.

Hart LA (1971) Recht und Moral. Göttingen: Vandenhoeck und Ruprecht.
Häßler F, Kösters M, Streeck-Fischer J, Fegert J (2009) Hyperkinetische Störungen. In: Fegert J, Streeck-Fischer A, Freyberger HJ (Hrsg.) Adoleszenzpsychiatrie. Stuttgart: Schattauer Verlag. S. 458, 518.
Häßler F, Schepker R, Schläfke D (Hrsg.) (2008) Kindstod und Kindstötung. Berlin: Medizinisch Wissenschaftliche Verlagsgesellschaft. S. 31, 41.
Häuser W, Schmutzer G, Brähler E, Glaesmer H (2011) Maltreatment in childhood and adolescence: results from a survey of a representative sample of the German population. Dtsch Ärztebl Int 108(17): 287–294.
Henrich J, Ensminger J, McElreath, R, Barr A, Barrett C, Bolyanatz A, Cardenas JC, Gurven M, Henrich N, Lesorogol C, Marlowe F, Tracer D, Ziker J (2010) Markets, religion, community size, and the evolution of fairness and punishment. Science 327: 1480–1484.
Herpertz S, Saß H (1997) Impulsivität und Impulskontrolle. Nervenarzt 68: 171–183.
Hicks BM, Vaidyanathan U, Patrick CJ (2010) Validating female psychopathy subtypes: differences in personality, antisocial and violent behavior, substance abuse, trauma, and mental health. Personal Disord 1(1): 38–57.
Higgins A, Barker P, Begley C (2009) Sexuality and mental health nursing in Ireland: weaving the veil of socialized inhibition. Nurse Educ Today 29: 357–364.
Hill K, Mann L, Laws KR, Stephenson CME, Nimmo-Smith I, McKenna PJ (2004) Hypofrontality in schizophrenia: a meta-analysis of functional imaging studies. Acta Psychiatr Scand 110: 243–256.
Hobbes T (1970) Leviathan. Stuttgart: Reclams Universal-Bibliothek. S. 244–245.
Hodgins S, Müller-Isberner R (2004) Preventing crime by people with schizophrenic disorders: the role of psychiatric services. Br J Psychiatry 185: 245–250.
Hoerster N (1987) Recht und Moral. Texte zur Rechtsphilosophie. Stuttgart: Reclams-Universalbibliothek. S. 12–14.
Hoertel N, Dubertret C, Schuster JP, Le Strat Y (2012) Sex differences in shoplifting: results from a national sample. J Nerv Ment Dis 200(8): 728–733.
Hoffmann ML (1975) Developmental synthesis of affect and cognition and its implications for altruistic motivation. Dev Psychol 11: 607–622.
Holvoet L, Huys W, Coppens V, Seeuws J, Goethals K, Morrens M (2017) Fifty shades of Belgian gray: the prevalence of BDSM-related fantasies and activities in the general population. J Sex Med 14(9): 1152–1159.
Hörnle T (2017) Straftheorien. 2.Auflage. Tübingen: Mohr Siebeck. S. 5–6.
Hornstein C, Hohm E, Trautmann-Villalba P (2009) Die postpartale Bindungsstörung: Eine Risikokonstellation für den Infantizid? Forens Psychiatr Psychol Kriminol 3: 3–10.
Howell Bowling C, Merrick J, Omar HA (2013) Self-reported juvenile firesetting: results from two national survey datasets. Front Public Health doi:10.3389/fpubh.2013.00060 (Zugriff am 19.08.2019)
Huang X, Wang M, Zhang Q, Chen X, Wu J (2019) The role of glutamate receptors in attention-deficit/hyperactivity disorder: from physiology to disease. Am J Med Genet B Neuropsychiatr Genet 180(4): 272–286.
Hughes N, Williams WH, Chitsabesan P, Walesby RC, Mounce LT, Clasby B (2015) The prevalence of traumatic brain injury among young offenders in custody: a systematic rviewe. J Head Trauma Rehabil 30(2): 94–105.
Hüll M, Bauer J, Daffertshofer M (1999) Demenzen. In: Berlit P (Hrsg.) Klinische Neurologie. Berlin: Springer. S. 829–856.
Hume D (1984) Eine Untersuchung über die Prinzipien der Moral. Reclams Stuttgart: Universalbibliothek.
Humphrey C, Laidlaw J (1994) The archetypal actions of ritual. A theory of ritual illustrated by the Jain Rite of workship. Oxford.
Hunt GT (1940) The wars of Iroquois. Madison: University of Wisconsin Press.
Isensee C, Hagmayer Y, Rothenberger A, Rothenberger LG, Becker A (2015) The AWMF-Guidelines for hyperkinetic disorders in therapeutic practice-knowledge, familiarity, utilization, and attitude of psychotherapists and physicians. Z Kinder Jugendpsychiatr Psychother 43: 91–100.

Jacob KA, Thome J (2003) Zur Freiheitskonzeption in Jaspers‹ Psychopathologie. 71: 509–516.
Jaspers K (1946) Allgemeine Psychopathologie. Ein Leitfaden für Studierende, Ärzte und Psychologen. 7.Auflage Heidelberg: Springer.
Jaspers K (1953) Einführung in die Philosophie. Berlin: Deutsche Buch Gemeinschaft. S. 64–65.
Jaspers K (1965) Kleine Schule des philosophischen Denkens. München: Piper Verlag. S. 57.
Jaspers K (2016) Die Schuldfrage. Von der politischen Haftung Deutschlands. München: Piper. S. 19–20.
Jedan C (2007) Aristoteles: Auf den Weg zum Willensfreiheitsproblem-Kausalität, offene Zukunft und menschliches Handeln. In: An der Heiden U, Schneider H (Hrsg.) Hat der Mensch einen freien Willen? Die Antworten der großen Philosophen. Stuttgart: Reclams Universal-Bibliothek.
Jehle J-M, Albrecht H-J, Hohmann-Fricke S, Tetal C (2016) Legalbewährung nach strafrechtlichen Sanktionen. Eine bundesweite Rückfalluntersuchung 2010–2013 und 2004–2013. Berlin: Bundesministerium für Justiz und für Verbraucherschutz.
Johnson BR, Jang, SJ (2011) Crime and religion: assessing the role of the faith factor. In: Rosenfeld R, Quintet K, Garcia C (Hrsg.) Contemporary issues in criminological theory and research: the role of social institutions. Belmont CA: Wadsworth. S.117-149.
Johnson DDP (2005) God's punishment and public goods. Human Nature 16: 410–446.
Joyal CC, Carpentier J (2017) The prevalence of paraphilic interests and behaviors in the general population: a provincial survey. J Sex Res 54(2): 161–171.
Joyal CC, Tardiff M, Spearson-Goulet JA (2018) Executive functions and social cognition in juveniles who have sexually offended. Sex Abuse doi: 10.1177/1079063218807487
Juraforum (2018). (https://www.juraforum.de/lexikon/strafen, Zugriff am 29.08.2018)
Kant I (1797) Über ein vermeintliches Recht aus Menschenliebe zu lügen. 6(1). S. 23.
Kant I (1945) Kritik der praktischen Vernunft. Grundlegung der Metaphysik der Sitten. 3. Auflage. Frankfurt/Main: Suhrkamp. S. 42.
Kauppi A, Kumpulainen K, Karkola K, Vanamo T, Merikanto J (2010) Maternal and paternal filicides: a retrospective review of filicides in Finland. J Am Acad Psychiatry Law 38 (2): 229–238.
Kelly PE, Polanin, J R, Jang SJ, Johnson BR (2015) Religion, delinquency, and drug use: a meta-analysis. Crim Justice Rev 40: 505–523.
Kempes M, Matthys W, de Vries H, van Engeland H (2005) Reactive and proactive aggression in children. A review of theory, findings and the relevance for child and adolescent psychiatry. Eur Child Adolesc Psychiatry 14: 11–19.
Kessler RC (2004) Prevalence of adult ADHD in the United States: results from the National Comorbidity Survey Replication (NCS-R) Proceedings Summary. New York: American Psychiatric Association. p.6
Khan MMR (1983) Entfremdung bei Perversionen. Frankfurt: Suhrkamp Verlag.
Kickbusch I (1999) Der Gesundheitsbegriff der Weltgesundheitsorganisation. In: Häfner H (Hrsg.) Gesundheit-unser höchstes Gut? Berlin: Springer. S. 275–286.
Kim JM, Chu K, Jung KH, Lee ST, Choi SS, Lee SK (2011) Criminal manifestations of dementia patients: report from the national forensic hospital. Dement Geriatr Cogn Dis Extra. doi: 10.1159/000330929.
King-Casas B, Tomlin D, Anen C, Camerer CF, Quartz ST, Montague PR (2005) Getting to know you: reputation and trust in a two-person economic exchange. Science 308: 78–83.
Klosterkötter J (2000) Organische und funktionelle psychische Störungen: Konzepte und Entwicklungen. In: Förstl H (Hrsg.) Klinisch Neuro-Psychiatrie. Stuttgart: Thieme Verlag. S. 1–22.
Knecht C, de Alvaro R, Martinez-Raga J, Balanza-Martinez V (2015) Attention-deficit hyperacitivity disorder (ADHD), substance use disorder, and criminality: a difficult problem with complex solutions. Int J Adolesc Med Health 27(2): 163–175.
Koch G (1988) Katamnesen bei suchtkranken Straftätern nach bedingter Entlassung aus dem Maßregelvollzug gem. § 64 StGB. Universität Freiburg: Juristische Dissertation.
Koch JLA (1891) Die psychopathischen Minderwertigkeiten. Ravensburg: Maier.

Köpke M (2010) Lockerungsentscheidungen im Maßregelvollzug: Bedeutung von Einstellungen des Personals und individueller Faktoren der Patienten. https://oparu.uni-ulm.de/xmlui/bitstream/handle/123456789/2119/vts_7371_10466.pdf?sequence=1&isAllowed=y (Zugriff am 11.04.2018)

Kornhuber H, Deecke L (1965) Hirnpotentialänderungen bei Willkürbewegungen und passiven Bewegungen des Menschen: Bereitschaftspotential und reafferente Potentiale. In: Pflügers Archiv für die gesamte Physiologie 284: S.1–17.

Kraepelin E (1915) Psychiatrie. Ein Lehrbuch für Studierende und Ärzte. 8., vollständig umgearbeitete Auflage. Bd. 4. Leipzig: Barth.

Kröber HL (2012) Zusammen kämpfen, zusammen schlagen? Der junge prosoziale Gewalttäter. Forens Psychiatr Psychol Kriminol 6: S. 166–176.

Kröber HL (2013a) Die Hirnforschung bleibt hinter dem Begriff strafrechtlicher Verantwortlichkeit zurück. Hirnforschung und Willensfreiheit. Zur Deutung der neuesten Experimente. 8. Auflage. Frankfurt/Main: Edition suhrkamp.

Kröber HL (2013b) Transparenz und Fairness in der Therapie von Sexualstraftätern in Haft und Maßregelvollzug. Forens Psychiatr Psychol Kriminol 7: 37–43.

Kröber HL (2016a) Ungläubige Therapeuten. In: Forens Psychiatr Psychol Kriminol 10: 143–145.

Kröber HL (2016b) Dialog zwischen Macht und Unterwerfung – Therapieprobleme im Psychiatrischen Maßregelvollzug. Trauma und Gewalt 10 (1): 22–32.

Kunz KL, Singelnstein T (2016) Kriminologie. 7. Auflage. Bern: Haupt.

Kuo ZY (1961) Instinct. Princeton, New York: Van Nostrand.

Kurella HG (1892) Cesare Lambroso und die Naturgeschichte des Verbrechers. Hamburg: Verlagsanstalt und Druckerei AG. S. 16.

Kury H, Smartt U (2002) Gewalt an Strafgefangenen. ZfStr 51: 323–339.

Kutscher S, Schiffer B, Seifert D (2009) Schizophrene Patienten im psychiatrischen Maßregelvollzug (§63 StGB) Nordrhein-Westfalens. Fortschr Neurol Psychiat 77: 91–96.

Lackinger F, Dammann G (2005) Besonderheiten der Behandlungsbedingungen bei der übertragungsfokussierten Psychotherapie (TFP) persönlichkeitsgestörter Delinquenten. Recht & Psychiatrie 23(3): 103–115.

Laird RD, Marks LD, Marrero MD (2011) Religiosity, self-control, and antisocial behavior: Religiosity as a promotive and protective factor. J Appl Dev Psychol 32: 78–85.

Lambie I, Ioane J, Randell I, Seymour F (2013) Offending behaviours of child and adolescent firesetters over a 10-years follow-up. J Child Psychol Psychiatry 54(12): 1295–1307.

Lammers SM, Soe-Anie SE, de Haan HA, Bakkum GA, Pomp ER, Nijman HJ (2014)

Lamnek S (2018) Theorien abweichenden Verhaltens I. Klassische Ansätze. 10. Auflage. Paderborn: utb.

Lang M, Leménager T, Streit F, Fauth-Bühler M, Frank J, Juraeva D, Witt SH, Degenhardt D, Hofmann A, Heilmann-Heimbach S, Kiefer F, Brors B, Grabe HJ, John U, Bischof A, Bischof G, Völker U, Homuth G, Beutel M, Lind PA, Medland SE, Slutske WS, Martin SG, Völzke H, Nöthen MM, Meyer C, Rumpf HJ, Wurst FM, Rietschel M, Mann KF (2016) Genome wide association study of pathological gambling. Eur Psychiatry 36: 38–46.

Large MM, Nielssen O (2009) Violence in first-episode psychosis: A systematic review and meta-analysis. Schizophr Res 125 (2-3): 209–220.

Lauter H (1988) Die organischen Psychosyndrome. In: Kisker KP. Lauter H, Meyer J-E, Strömgren E (Hrsg.) Psychiatrie der Gegenwart 6. Berlin: Springer Verlag. S. 3–56.

Laws DR, Ward T (2011) Desistance from sex offending. Alternatives from throwing away the keys. New York: Guilford.

Ledyard JO (1995) Public goods: a survey of experimental research. In: Kagel JH, Roth AE (Hrsg.) The handbook of experimental economics New Jersey NJ: Princeton University Press. S. 111–194.

Lenckner T (1972) Strafe, Schuld und Schuldunfähigkeit. In: Göppinger H, Winter H (Hrsg.) Handbuch der Forensischen Psychiatrie. Berlin: Springer Verlag. S. 3–286.

Letchworth WP (1889) The insane in Forein Countries. New York. S. 172.

Levi P (2010) Ist das ein Mensch. München: dtv Verlagsgesellschaft.

Levin (1948) Resolving social conflicts: e papers in group dynamics. New York: Harper.
Leygraf N (1988) Psychisch kranke Straftäter. Berlin: Springer Verlag.
Li L, Zhu S, Tse N, Tse S, Wong P (2016) Effectiveness of motivational interviewing to reduce illicit drug use in adolescents: a systematic review and meta-analysis. Addiction 111 (5): 795–805.
Li Y, Wang Z, Boieau I, Dreher JC, Gelskov S, Genauck A, Joutsa J, Kaasinen V, Perales JC, Romanczuk-Seifert N, Ruiz de Lara CM, Siebner HR, van Holst RJ, van Timmeren T, Sescousse G (2019) Altered orbitofrontal sulcogyral pattern in gambling disorder: a multicenter study. Transl Psychiatry 9(1):186 doi: 10.1038/s41398-019-0520-8.
Libet (2013) Haben wir einen freien Willen? In: Geyer C (Hrsg.). Hirnforschung und Willenfreiheit. Zur Deutung der neuesten Experimente. 8. Auflage. Frankfurt/Main: Edition suhrkamp.
Lieberman D, Tooby J, Cosmides L (2007) The architecture of human in detection. Nature 445: 727-731.
Liljegren M, Landqvist Waldö M, Frizell Santillo A, Ullén S, Rydbeck R, Miller B, Englund E (2019) Association of neuropathologically confirmed Frontotemporal Dementia and Alzheimer Disease with criminal and socially inappropriate behavior in a Swedish cohort. JAMA Netw Open 2(3): doi: 10.1001/jamanetworkopen.2019.0261.
Liljegren M, Landqvist Waldö M, Rydbeck R, Englund E (2018) Police inetractions among neuropthologically confirmed Dementia patients: prevalence and cause. Alzheimer Dis Assoc Disord 32(4): 346–350.
Liljegren M, Naasan G, Temlett J, Perry DC, Rankin KP, Merrilees J, Grinberg LT, Seeley WW, Englund E, Miller BL (2015) Criminal behavior in frontotemporal dementia and Alzheimer disease. JAMA Neurol 72(3): 295–300.
Linehan M (1996). Dialektisch-Behaviorale Therapie der Borderline-Persönlichkeitsstörung. München: CIP-Medien.
Lipsey MW (2009) The primary factors that characterize effective interventions with juvenile offenders: a meta-analytic overview. Victims & Offenders 4(2): 124–147.
Lo SB, Gaupp R, Huber C, Schneeberger A, Garic G, Voulgaris A, Walter M, Borgwardt, Lang UE (2018) Einfluss einer »offenen-Tür-Politik« auf die Stationsatmosphäre: Auswirkungen auf die Behandlungsqualität. Psychiatr Prax 45(3): 133–139.
London AS, Landes SD (2019) Cohort change in the prevanelçe of ADHD among U.S. adults: evidence of a gender-specific historical period effect. J Atten Disord doi:10.1177/1087054719855689
Lore RK, Schultz LA (1993) Control of human aggression. American Psychologist. 48: 16–25.
Lorenz K (1966) On aggression (M.Wilson, Trans.) New York: Harcourt Brace.
Lüke U (2015) »Confiteor« und »Mea culpa«-Merkmal des Menschlichen. In: Lüke U, Souvignier G (Hrsg.) Schuld-überholte Kategorie oder menschliches Existential? Interdisziplinäre Annäherungen. Freiburg: Herder.
Lüke U, Meisinger H, Souvignier G (Hrsg.) (2007) Der Mensch – nichts als Natur? Interdisziplinäre Annäherungen. Darmstadt: Wissenschaftliche Buchgesellschaft.
Luukkainen S, Riala K, Laukkanen M, Hakko H, Räsänen P (2012) Association of traumatic brain injury with criminality in adolescent psychiatric inpatients from Northern Finland. Psychiatry Res 200(2-3): 767–772.
Lykken DT (1995) The antisocial personalities. Mahwah NJ: Erlbaum.
Lysak H, Rule BG, Dobbs AR (1989) Conceptions of aggression: Prototype or defining features? Pers Soc Psychol B 15: 233–243.
Mackay S, Henderson J, Del Bove G, Marton P, Warling D, Root C (2006) Fire interest and antisocial as risk factors in the severity and persistence of juvenile firesetting. J Am Acad Child Adolesc Psychiatry 45(9): 1077–1084.
Manos MJ (2013) Psychosocial therapy in the treatment of adults with attention-deficit/hyperactivity disorder. Postgrad Med 125: 51–64.
Margraf J, Müller-Spahn FJ (2009) Pschyrembel. Psychiatrie, Klinische Psychologie, Psychotherapie. Berlin: Walter de Gruyter. S. 462

Masi G, Milone A, Stawinoga A, Veltri S, Pisano S (2015) Efficacy and Safety of Risperidone and Quetiapine in Adolescents with bipolar II disorder comorbid with conduct disorder. J Clin Psychopharmacol 35(5):587-590.
McCullough M. E, Carter EC (2014) Waiting, tolerating, and cooperating – Did religion evolve to prop up humans' self-control abilities? In: Vohs KD, Baumeister RF (Hrsg.) Handbook of self-regulation. 2. Auflage. New York: Guilford Press. pp. 422–437.
McCullough ME, Willoughby BLB (2009) Religion, self-regulation, and self control: associations, explanations, and implications. Psychol Bull 135: 69–93.
McCullough, ME, Carter E C (2013) Religion, self-control, and self-regulation: How and why are they related? In: Kenneth I, Julie J, Jones JW (Hrsg.) APA Handbook of psychology, religion, and spirituality (Vol. 1): Context, theory, and research. Washington DC: American Psychological Association. pp. 123–138.
McDougall J (1985) Plädoyer für eine gewisse Anormalität: Frankfurt: Suhrkamp Verlag.
McNamara P (2006) The frontal lobes and the evolution of cooperation and religion. In: McNamara P (Hrsg.) Where god and science meet: the neurology of religious experience. Westport: Greenwood Publishing Group. pp. 189–204.
Mendez MF (2010) The unique predisposition to criminal violations in frontotemporal dementia. J Am Acad Psychiatry Law 38(3): 318–323.
Mews A, Di Bella A, Purver M (2017) Impact evaluation of the prison-based core sex offender treatment programme. Ministry of Justice Analytical Series: Crown.
Miller WR, Rollnick S (2015) Motivierende Gesprächsführung: Motivational Interviewing. 3. Auflage. Freiburg: Lambertus Verlag.
Miyawaki D, Goto A, Harada T, Yamauchi T, Iwakura Y, Terakawa H, Hirai K, Miki Y, Harima Y, Inoue K (2018) High prevalence of shoplifting in patients with eating disorder. Eat Weight Disord 23(6): 761–768.
Moergen C (2001) Aggressionstheorien. Warum Menschen gewalttätig sind. München: GRIN Verlag.
Molina BS, Pelham WE (2014) Attention-deficit/hyperactivity disorder and risk of substance use disorder: developmental considerations, potential pathways, and opportunities for research. Annu Rev Clin Psychol 10: 607–639.
Monk K, Hickey MB, Iyengar S, Farchione T, Kupfer DJ, Brent D, Birmaher B (2012) Is bipolar disorder specifically associated with aggression? Bipolar Disord 14(3): 283–290.
Montada L (2002) Moralische Entwicklung und moralische Sozialisation. In: Oerter R, Montada L (Hrsg.) Entwicklungspsychologie. 5. vollständig überarbeitete Auflage. Weinheim: Beltz. S. 619.
Moretti A, Gorini A, Villa RF (2003) Affective disorders, antidepressant drugs and brain metabolism. Mol Psychiatry 8: 773–785.
Morgenthaler F (1974) Die Stellung der Perversionen in Metapsychologie und Technik. Psyche 28: 1077–1089.
Müller C (2004) Verbrechensbekämpfung im Anstaltsstaat. Psychiatrie, Kriminologie und Strafrechtsreform in Deutschland 1871–1933. Göttingen: Vandenhoeck und Ruprecht. S. 23–34.
Müller JL, Saimeh N, Briken P, Eucker S, Hoffmann K, Koller M, Wolf T, Dudeck M, Hartl C, Jakovljevic A-K, Klein V, Knecht G, Müller-Isberner, Muysers J, Schiltz K, Seifert D, Simon A, Steinböck H, Stuckmann W, Weissbeck W, Wiesemann C, Zeidler R (2018) Standards für die Maßregelbehandlung im Maßregelvollzug nach §§63 und 64. Berlin: Medizinisch Wissenschaftliche Verlagsgesellschaft. S. 49.
Nedopil N, Müller JL (2012) Forensische Psychiatrie. Klinik, Begutachtung und Behandlung zwischen Psychiatrie und Recht. Stuttgart: Thieme Verlag, S. 25, 37.
Neidhardt F (1999) Innere Prozesse und Außenweltbedingungen sozialer Gruppen. In: Schäfers B (Hrsg.) Einführung in die Gruppensoziologie. Geschichte-Theorien-Analysen. Wiesbaden: Springer Verlag. S.135–156.
Nelson RJ, Trainor BC (2007) Neural mechanism of aggression. Nat Rev Neurosci 8(7): 536–546.
Neubacher F, Oelsner J, Boxberg V, Schmidt H (2011) Gewalt und Suizid im Strafvollzug – Ein längsschnittliches DFG-Projekt im thüringischen und nordrhein-westfälischen

Jugendstrafvollzug. Bewährungshilfe-Soziales, Strafrecht, Kriminalpolitik 58 (2): 133–146.
Neuhäuser G, Steinhausen H-C (2003) Epidemiologie und Risikofaktoren. In: Neuhäuser G, Steinhausen H-C (Hrsg.) Geistige Behinderung. Stuttgart: Kohlhammer Verlag.
Nickl P (2007) Thomas von Aquin und Meister Eckhart: Freiheit als Seinsprinzip. In: An der Heiden U, Schneider H (Hrsg.). Hat der Mensch einen freien Willen? Die Antworten der großen Philosophen. Stuttgart: Reclams Universal-Bibliothek.
Nida-Rümelin J (2001) Strukturelle Rationalität. Ein philosophischer Essay über praktische Vernunft. Stuttgart: Reclam Universalbibliothek.
Niebler M (2010) Patientenautonomie in der forensischen Psychiatrie und geschlossenen Suchtpsychiatrie. (https://epub.uni-regensburg.de/20549/ Zugriff am 11.04.2018)
Niendorf T (2004) Lust oder Frust? Zur Sexualität psychisch kranker Frauen. In: Krause-Girth C, Oppenheimer C (Hrsg.) Lebensqualität und Beziehungen. Geschlechtersensible Betreuung psychisch Kranker. Bonn: Psychiatrie Verlag. S. 177–196.
Nijjar R, Ellenbogen MA, Hodgins S (2014) Personality, coping, risky behavior, and mental disorders in the offspring of parents with bipolar disorder: a comprehensive psychosocial assessment. J Affect Disord 166: 315–323.
Nnaji RN, Friedmann T (2008) Sexual dysfunction and schizophrenia: psychiatrist's attitudes and training needs. Psychiatrist 32: 208–210.
Nordahl HM, Wells A (2019) Metacognitive therapy of early traumatized patients with Borderline Personality Disorder: a phase- II Baseline controlled trial. Front Psychol doi: 10.3389/fpsyg.2019.01694.
Norenzayan A, Shariff A F (2008) The origin and evolution of religious prosociality. Science 322: 58–62.
Nummer-Winkler G (1998) Zum Verständnis von Moral-Entwicklungen in der Kindheit. In: Weinert FE (Hrsg.) Entwicklung im Kindesalter. Weinheim: Beltz. S. 133–152.
Nummer-Winkler G (2008) Die Entwicklung des moralischen und rechtlichen Bewusstseins von Kindern und Jugendlichen. Forens Psychiatr Psychol Kriminol 2: 146–154.
Oermann A (2013) Dialektisch-Behaviorale Therapie im forensischen Setting. Psychotherapie 18(1): 115–131.
Olson M (1968) The logic of collective action, public goods and the theory of groups. Cambridge: Harvard University Press.
Otte S, Streb J, Rasche K, Franke I, Nigel S, Segmiller F, Sosic-Vasic Z, Vasic N, Dudeck M (2018) Die therapeutische Beziehung im forensischen und allgemeinpsychiatrischen Setting. Fortschr Neurol Psychiatr. doi: 10.1055/a-0586-3253.
Pabst A, Kraus L, Gomes de Matos E, Piontek D (2013) Substanzkonsum und substanzbezogene Störungen in Deutschland im Jahr 2012. Sucht 59 (6): 321–331.
Palpacuer C, Laviolle B, Boussageon R, Reymann JM, Bellissant E, Naudet F (2015) Risks and Benefits of Nalmefene in the Treatment of Adult Alcohol Dependence: A Systematic Literature Review and Meta-Analysis of Published and Unpublished Double-Blind Randomized Controlled Trials. PloS Med 12(12):e1001924. doi: 10.1371/journal. pmed.1001924. eCollection 2015 Dec.
Passow D, Prinz E, Maaß C, Wedler K, Bordel U, Schläfke D (2016) Legalbewährung und Konsumverhalten bei Probanden der forensischen Nachsorge nach Unterbringung in einer Entziehungsanstalt (§64 StGB). Suchttherapie 17: 90–95.
Passow D, Schläfke D (2018) Delinquenz und Sucht. Eine Einführung in die forensisch psychiatrische Praxis. Stuttgart: Kohlhammer Verlag. S. 17–18.
Pauen M (2010) Viele wissen eben doch, was sie tun! Spektrum der Wissenschaft: https://philarchive.org/archive/DAHDSW. (Zugriff am 09.08.2018).
Pauen M, Roth G (2008) Freiheit, Schuld und Verantwortung. Grundzüge einer naturalistischen Theorie der Willensfreiheit. Frankfurt/Main: Edition Unseld.
Penfold SP (1998) Sexual abuse by health professionals. Toronto: Univ Toronto Press.
Perry BL, Wright ER (2006) The sexual partnerships of people with serious mental illness. J Sex Re 43: 174–181.
Peters B, Freeman B (2016) Juvenile Firesetting. Child Adolesc Psychiatr Clin N Am 25(1): 99–106.

Peukert R (2016) Abweichendes Verhalten und soziale Kontrolle. In: Korte H, Schäfers B (Hrsg.) Einführung in Hauptbegriffe der Soziologie. 9. Auflage. Wiesbaden: Springer Verlag. S. 128.
Pfaff H (1998) Ergebnisse einer prospektiven Katamnesestudie nach Entziehungstherapie gemäß § 64 StGB bei Alkoholkranken. Nervenarzt 69: 568–573.
Pfeifer W (2005) Etymologisches Wörterbuch des Deutschen. 8. Auflage. München: dtv. S. 727.
Philipsen A, Graf E, Jans T, Matthies S, Borel P, Colla M, Gentschow L, Langner D, Jacob C, Gross-Lesch S, Sobanski E, Alm B, Schumacher-Stien M, Roesler M, Retz W, Retz-Junginger P, Kis B, Abdel-Hamid M, Heinrich V, Huss M, Kommann C, Bürger A, Tebartz van Elst L, Berger M (2014) A randomized controlled multicenter trial on the multimodal treatment of adult attention-deficit/hyperactivity disorder: enrollment and characteristics of the study sample. Atten Defic Hyperact Disord 6: 36–47.
Pickering CEZ, Yefimova M, Maxwell C, Puga F, Sullivan T (2019) Daily context for abusive and neglectful behavior in family caregiving for Dementia. Gerontologist doi: 10.1093/geront/gnz110.
Pieper A (2019) Gut und Böse. 4., durchgesehene Auflage. München. S. 8, 57.
Pliszka S, AACAP Work Group on Quality Issues (2007) Practice parameters for the assessment and treatment of children and adolescents with attention-deficit/hyperactivity disorder. J Am Acad Child Adolesc Psychiatry 46: 894–921.
Pollähne H, Lange-Joest C (2015) Forensische Psychiatrie – selbst ein Behandlungsfall? Münster: LIT Verlag.
Posner RA (1987) Economic analysis of law (3rd ed.) Boston: Little, Brown & Co.
Potenza MN, Balodis IM, Derevensky J, Grant JE, Petry NM, verdejo-Garcia A, Yip SW (2019) Gambling disorder. Nat Rev Dis Primers 5(1): 51 doi: 10.1038/s41572-019-0099-7.
Prochaska JO, diClemente CC (1986) Toward a comprehensive model of change. In: Miller WR, Heather N (eds.): Treating addictive behaviors: Processes of Change. New York: Plenum Press. pp. 3–27.
Quanbeck CD, Stone DC, Scott CL, McDermott BE, Altshuler LL, Frye MA (2004) Clinical and legal correlates of inmates with bipolar disorder at time of criminal arrest. J Clin Psychiatry 65(2): 198–203.
Querengässer J, Hoffmann K, Ross T (2014) Prädiktoren der Behandelbarkeit nach § 64 StGB aus Therapeutensicht. Sucht 60: 261–268.
Quinn C, Happell B, Browne G (2011) Talking or avoiding? Mental health nurses views about discussing sexual health with consumers. Int J Ment Health Nurs 20: 21–28.
Rawls J (1979) Eine Theorie der Gerechtigkeit. Frankfurt/Main: Suhrkamp. Reisig MD, Wolfe SE, Pratt TC (2012) Low self-control and the religiosity-crime relationship. Crim Justice Behav 39:1172–1191.
Resnick (1969) Child murder by parents: a psychiatric review of filicide. Am J Psychiatry 126: 325–334.
Rettenberger M, von Franque (Hrgs.) Handbuch kriminalprognostischer Verfahren. Göttingen: Hogrefe Verlag. S. 21–22.
Reyes-Ortege MA, Miranda EM, Fresán A, Vargas AN, Barragán SC, Robles García R, Arango I (2019) Clinical efficacy of a combined acceptance and commitment therapy, dialectical behavioral therapy, and functional analytic psychotherapy intervention in patients with borderline personality disorder. Psychol Psychother doi: 10.1111/papt.12240.
Robinson D, Porporino F (2000) Programming in cognitive skills: The reasoning and rehabilitation programme. In: Hollin CR (Ed.) Handbook of offender assessment and treatment. Chichester: Wiley. pp. 179–193.
Rodda S, Lubman DI, Latage K (2012) Problem gambling-aetiology, identification and management. Aust Fam Physician 41(9): 725–729.
Root C, Mackay S, Henderson J, Del Bove G, Warling D (2008) The link between maltreatment and juvenile firesetting: correlates and underlying mechanism. Child Abuse Negl 32(2): 161–176.
Rosegrant J (2012) Narcissism and sadomasochistic relationships. J Clin Psychol 68(8): 935–942.

Ross RR, Fabiano EA, Ewles CD (1988) Reasoning and rehabilitation. Int J of Offender Ther 32: 29–36.

Rounding K, Lee A, Jacobson JA, Ji LJ (2012) Religion replenishes self-control. Psychol Sci 23: 635–642.

Rousseau J-J (1977) Vom Gesellschaftsvertrag.Stuttgart: Reclams Universalbibliothek Nr.1769. S. 23.

Sachse R, Langens TA (2014) Emotionen und Affekte in der Psychotherapie. Göttingen: Hogrefe. S. 37.

Salekin RT, Worley C, Grimes RD (2010) Treatment of psychopathy: a review and brief introduction to the mental model approach for psychopathy. Behav Sci Law 28(2): 235–266.

Samuelson PA (1954) The pure theory of public expenditure. The Review of Economics and Statistics 36: 387–389.

Santana GL, Coelho BM, Wang Y-P, Filho ADPC, Viana MC, Andrade LH (2018) The epidemiology of personality disorders in the Sao Paulo Megacity general population PLoS ONE 13(4): e0195581. https://doi.org/10.1371/journal.pone0195581.

Santtila P, Antfolk J, Räfsa A, Hartwig M, Sariola H, Sandnabba NK, Mokros A (2015) Men's sexual interest in children: one-year incidence and correlates in a population-based sample of Finnish male twins. J Child Sex Abus 24(2): 115–134.

Sartre JP (2000) Der Existentialismus ist ein Humanismus: Und andere philosophische Essays 1943–1948. 6. Auflage. Berlin: Rowohlt.

Saunders B, Wilkinson C, Philipps M (1995). The impact of a brief motivational intervention with opiate users attending a methadone programme. Addiction 90: 415–424.

Sauter J, Voss T, Dahle K-P (2015) Wirksamkeit ambulanter Nachsorge bei Strafvollzugsentlassenen. Nervenarzt 86: 571–578.

Schäfer I, Reddemann L (2005) Traumatisierung und Sucht – eine Literaturübersicht. Z Psychotraumatol Psychol Med 3(3): 9–18.

Schäfers B (2016) Die soziale Gruppe. In: Korte H, Schäfers B (Hrsg.) Einführung in die Hauptbegriffe der Soziologie. 9. Auflage. Wiesbaden: Springer Verlag. S. 158, 165.

Schalast N (2008) SK-M, ein Kurzfragebogen zur Einschätzung des Stationsklimas im Maßregelvollzug. Psychiat Prax 35: 175–181.

Schalast N, Kösters C, Demmerling R, Mushoff (2011) Drei prognostisch und therapeutisch relevante Gruppen alkoholabhängiger Patienten im Maßregelvollzug gemäß § 64 StGB. Psychiat Prax 38: 31–37.

Schalast N, Sieß J (2017) Zusammenhänge des Stationsklimas mit objektiven Rahmenbedingungen psychiatrischer Stationen. http://doi:10.1055/s-0043-100010 (Zugriff am 11.04.2018)

Schiffer B, Amelung T, Pohl A, Kaergel C, Tenbergen G, Gerwinn H, Mohnke S, Massau C, Mattgias W, Weiß S, Marr V, beier KM, Walter M, Ponseti J, Krüger THC, Schiltz K, Walter H (2017) Gray matter anomalies in pedophiles with and without a history of child sexual offending. Transl Psychiatry 7(5): e1129.

Schmidt-Quernheim F, Seifert D (2014) Evaluation der ambulanten Nachsorge forensischer Patienten (§63 StGB) in Nordrhein-Westfalen. Nervenarzt 85:1133–1143.

Schneeberger AR, Kowalinski E, Fröhlich D, Schroeder K, von Felten S, Zinkler M, Beine K, Heinz A, Borgwardt S, Lang UE, Bux D, Huber CG (2017) Aggression and violence in psychiatric hospitals with and without open door policies: A 15-year naturalistic observational study. J Psychiatr Res. doi: 10.1016/j.jpspsychires.2017.08.017

Schneider JH (1974) Kriminologie. Standpunkte und Probleme. Berlin: De Gryter Verlag, Sammlung Göschen.

Schorsch E (1971) Sexualstraftäter. Stuttgart: Enke Verlag.

Schumacher J, Jamra RA; Freudenberg J, Becker T, Ohlraun S, Otte AC, Tullius M, Kovalenko S, Bogaert AV, Maier W, Rietschel M, Propping P, Nöthen MM, Cichon S (2004) Examination of G72 and D-amino-acid oxidase as genetic risk factors for schizophrenia and bipolar affective disorder. Mol Psychiatry 9: 203–207.

Schwarze C, Schmidt AF (2008) Zwangskontexte. In: Hermer M, Röhrle B (Hrsg.) Handbuch der therapeutischen Beziehung – Band II: Spezieller Teil. Tübingen: DGVT. S. 1477–1507.

Scott JP (1958) Aggression. Chicago: University of Chicago Press.
Sebastian A, Retz W, Tüscher O, Turner D (2019) Violent offending in borderline personality disorder and attention deficit/hyperactivity disorder. Neuropharmacology doi: 10.1016/j.neuropharm.2019.03.008.
Seelig E, Weindler K (1949) Die Typen der Kriminellen. Berlin: J. Schweitzer Verlag. S. 21–22.
Seifert D, Jahn K, Bolten S (2001) Zur momentanen Entlassungssituation forensischer Patienten (§ 63 StGB) und zur Problematik der Gefährlichkeitsprognose. Fortschr Neurol Psychiat 69: 245-255.
Seifert D, Klink M, Landwehr S (2018) Rückfalldaten behandelter Patienten im Maßregelvollzug nach §63 StGB. Forens Psychiatr Psychol Kriminol 12: 136–148.
Seifert D, Möller-Mussavi S (2005) Aktuelle Rückfalldaten der Essener prospektiven Prognosestudie. Fortschr Neurol Psychiat 2005 73: 16–22.
Sevecke K, Franke S, Lehmkuhl G, Krischer MK (2012) Das Psychopathy-Konzept bei Mädchen. Kindheit und Entwicklung 21(3): 161–171.
Shinagawa S, Shigenobu K, Tagai K, Fukuhara R, Kamimura N, Mori T, Yoshiyama K, Kazui H, Nakayama K, Ikeda M (2017) Violation of laws in Frontotemporal Dementia: a multicenter study in Japan. J Alzheimers Dis 57(4): 1221–1227.
Short T, Thomas S, Mullen P, Ogloff JRP (2013) Comparing violence in schizophrenia patients with and without comorbid substance-use disorders to community controls. Acta Psychiatr Scand 128: 306–313.
Sigusch V (2008) Geschichte der Sexualwissenschaft. Frankfurt/Main, New York: Campus.
Silbernagl M, Slamanig R, Stegemann M, Sterzer M, Mayer L, Fischer G, Unger A (2019) Attention – deficit hyperactivity disorder symptom status in a mixed gender population of opioid-maintained prison inmates. Eur Addict Res 25(2): 80–92.
Simonsen S, Bateman A, Bohus M, Dalewijk HJ, Doering S, Kaera A, Moran P, Renneberg B, Ribaudi JS, Taubner S, Wilberg T, Mehlum (2019) European guidelines for personality disorder: past, present and future. Borderline Personal Disord Emot Dysregul. doi: 11.1186/s40479-019-0106-3.
Singer MG (1975) Verallgemeinerung in der Ethik. Zur Logik des moralischen Argumentierens. Frankfurt/Main Suhrkamp.
Sinha R, Garcia M, Paliwal P, Kreek MJ, Rounsaville BJ (2006) Stress-induced cocaine craving and hypothalamic-pituitary-adrenal responses are predictive of cocaine relapse outcomes. Arch Gen Psychiatry 63(3): 324–331.
Sinzig J, Lehmkuhl G (2006) Intelligenzminderung. Fortschr Neurol Psychiat 74: 469–487.
Skeem JL, Johansson P, Andershed H, Kerr M, Louden JE (2007) Two subtypes of psychopathic violent offenders that parallel primery and secondary variants. J Abnorm Child Psychol 116: 395.
Sloan CD, Sayarath V, Moore JH (2008) Systems genetics of alcoholism. Alkohol Res Health 31(1): 14–25.
Smalley SL, Loo SK, Hale TS, Shrestaha A, McGough J, Flook L, Reise S (2009) Mindfulness and attention deficit hyperactivity disorder. J Clin Psychol 65: 1087–1098.
Sosis R (2004) The adaptive value of religious ritual: Rituals promote group cohesion by requiring members to engage in behavior that is too costly to fake. Am Sci 92: 166–172.
Spittler G (1967) Norm und Sanktion. Olten: Walter Verlag AG. S. 14.
Statistica (2019) https://de.statista.com/themen/2032/demenzerkrankungen-weltweit/ (Zugriff am 21.08.2019)
Steinberg R, Rittner C, Dormann S, Spengler-Katerndahl D (2012) Verantwortlicher Umgang mit Sexualität-Empfehlungen in einer klinischen Einrichtung. Nervenarzt 83: 377–383.
Steinvorth U (2007) Willensfreiheit als Verneinungsfreiheit. In: An der Heiden U, Schneider H (Hrsg.). Hat der Mensch einen freien Willen? Die Antworten der großen Philosophen. Stuttgart: Reclams Universalbibliothek.
Stenbacka M, Moberg T, Jokinen J (2019) Adolescent criminality: multiple adverse health outcomes and mortality pattern in Swedish men. BMC Public Health 19(1): 400 400. doi: 10.1186/s12889-019-6662-z.

Steuerungsgruppe PABS (2004) Fakten zu PSM (professional sexual misconduct)-Sexuelle Grenzverletzungen durch Medizinalpersonen, MEDGES Basel, 08.04.2003, update 11.02. 2004. http://www.medges.ch/uploads/media/Fakten_PSM_0203.pdf (Zugriff am 31.07. 2019)

Storebo OJ, Elmose Andersen M, Skoog M, Joost Hansen S, Simonsen E, Pedersen N, Tendal B, Callesen HE, Faltinsen E, Gluud C (2019) Social skills training for attention deficit hyperactivity disorder (ADHD) in children aged 5 to 18 years. Cochrane Database Syst Rev doi: 10.1002/14651858.CD008223

Strauss J, Barr CL, George CJ, King N, Shaikh S, Devlin B, Kovacs M, Kennedy JL (2004) Association study of brain-derived neurotrophic factor in adults with a history of childhood onset mood disorder. Am J Med Genet B Neuropsychiatr Genet 131: 16–19.

Stübner S, Nedopil N (2009) Ambulante Sicherungsnachsorge. Psychiat Prax 36: 317–319.

Substance use and criminality: a review. Tijdschr Psychiatr 56(1): 32–39.

Sumser E (2015) Die Schuldfrage als Beziehungsmanagement – die Perspektive der Evolutionsbiologie. In: Lüke U, Souvignier G (Hrsg.) Schuld – überholte Kategorie oder menschliches Existential? Interdisziplinäre Annäherungen. Freiburg: Herder.

Taktat S, Yilmaz E, Karamustafalioglu O, Ünsal A (2016) Characteristics of paraphilics in Turkey: a retrospective study – 20 years. Int J Law Psychiatry 49(Pt A): 22–30.

Tambiah SJ (1979) A performative approach to ritual. Oxford.

Tanner A, Hasking P, Martin G (2016) Co-occurring non-suicidal self-injury and firesetting among at-risk adolescents: experiences of negative life events, mental health problems, substance abuse, and suicidality. Arch Suicide Res 20(2): 233–149.

Task Force on Sexual Abuse of Patients (1991) The final report. Toronto: College of Physicians and Surgeons of Ontario.

Taskiran S, Mutluer T, Tufan AE, Semerci B (2017) Understanding the associations between psychosocial factors and severity of crime in juvenile delinquency: a cross-sectional study. Neuropsychiatr Dis Treat 13: 1359–1366.

Thomson A, Tiihonen J, Miettunen J, Sailas E, Virkkunen M, Lindberg N (2015) Psychopathic traits among a consecutive sample of Finnish pretrial fire-setting offenders. BMC Psychiatry doi: 10.1186/s12888-015-0425-x (Zugriff am 19.08.2019)

Thomson A, Tiihonen J, Miettunen J, Virkkunen M, Lindberg N (2017) Fire-setting performed in adolescence or early adulthood predicts schizophrenia: a register-based follow-up study of pre-trial offenders. Nord J Psychiatry 71(2): 96–101.

Thylstrup B, Hesse M (2018) Why run the risk? Motivation for offences by patients with substance use and antisocial personality disorders which they rated as most risky to their own well-being. Crim Behav Ment Health 28(2): 187–201.

Tschan W (2005) Missbrauchtes Vertrauen. Sexuelle Grenzverletzungen in professionellen Beziehungen. 2. Aufl. Karger, Basel.

Turiel (1983) The development of social knowledge. Morality and Convention. Cambridge University Press.

Tyler N, Gannon TA (2012) Explanations of firesetting in mentally disordered offenders: a review of the literature. Psychiatry 75(2): 150–166.

United nations Office on Drug and Crime (UNODC) (2014) Global study on homicide 2013. http://www.unodc.org/documents/gsh/pdfs/2014_GLOBAL_HOMICIDE_BOOK_web.pdf (Zugriff am 10.11.2020)

Van der Put CE, Asscher JJ, Stams GJ, Moonen XM (2014) Differences between juvenile offenders with and without intellectual disabilities in the importance of static and dynamic risk factors for recidivism. J Intellect Disabil Res 58(11): 992–1003.

Van Dongen J, Zilhao NR, Sugden K, BIOS Consortium, Hannon EJ, Mill J, Caspi A, Agnew-Blais J, Arseneault L, Corcoran DL, Moffitt TE, Poulton R, Franke B, Boomsma DI (2019) Epigenome-wide Association Study of Attention-Deficit/Hyperactivity Disorder Symptoms in Adults. Biol Psychiatry. doi: 10.1016/j.biopsych.2019.02.016

Väsek T (2017) Die Freiheit des Müssens. In: Hohe LUFT kompakt. Sonderheft. S. 90–97.

Vasic N, Totchilovsi V, Wolf CR, Gahr M, Dudeck M (2015) Schuld in forensischer Psychiatrie, Strafrecht und Philosophie: Bestandsaufnahme und Perspektiven. Forens Psychiatr Psychol Kriminol 9(2): 69–74.

Vasic N, Vogel R, Sosic-Vasic Z, Otte S, Streb J, Dudeck M (2016) Patient-Therapeut-Beziehung im Maßregelvollzug-Was gilt es zu beachten? Recht & Psychiatrie 34 (3): 180–185.

Vetter B (2007) Sexualität: Störungen, Abweichungen, Transsexualität. Stuttgart: Schattauer Verlag. S. 191.

Vetter B (2008) Sexuelle Störungen. Ursachen, Symptomatik, Behandlung. Bern: Huber Verlag, S. 17–19.

Voland E (2013) Soziobiologie. Die Evolution von Kooperation und Konkurrenz. 4. Auflage Berlin: Springer Spektrum. S. 24–41.

Volberg RA, Abbott MVV (1994) Lifetime prevalence estimates of pathological gambling in New Zealand. Int J Epidemiol 23(5): 976–983.

Von Auer AK, Bohus M (2017) Interaktives Skillstraining für Jugendliche mit Problemen der Gefühlsregulation (DBT-A). Stuttgart: Schattauer Verlag.

Von der Haar M (2002) Therapie im Maßregelvollzug–Konzepte und Erfahrungen. Suchtprobleme hinter Mauern Freiburg: Lambertus. S. 145–165.

Von Franque F, Briken P (2013) Das »Good Lives Model« (GLM). Ein kurzer Überblick. Forens Psychiatr Psychol Kriminol 7: 22–27.

Von Gontard A (2004) Genetische und biologische Faktoren. In: Neuhäuser G, Steinhausen H-C. Geistige Behinderung. Stuttgart: Kohlhammer Verlag. S. 26–41.

Wallinius M, Nordholm J, Wagnström F, Billstedt E (2019) Cognitive functioning and aggressive antisocial behaviors young violent offenders. Psychiatry Res 272: 572–580.

Wang LJ, Yu YH, Fu ML, Yeh WT, Hsu JL, Yang YH, Yang HT, Huang SY, Wei IL, Chen W, Chiang BL, Pan WH (2019) Dietary profiles, nutritional biochemistry status, and attention-deficit/hyperactivity disorder: path analysis for a case-control study (P18-106-19). Curr Dev Nutr doi: 10.1093/cdn/nzz039

Wanke K, Bühringer G (Hrsg.) (1991) Grundstörungen der Sucht. Berlin: Springer Verlag.

Ward T, Maruna S (2007) Rehabilitation: beyond the risk paradigm. London: Routledge.

Ward T, Yates PM, Willis GM (2011) The good lives model and the risk need responsivity model. A critical response to Andrews, Bonta, and Wormith. Crim Justice Behav 39: 94–110.

Ward TC (2003) Criminogenic needs and human needs: a theoretical model. Psychology, Crime & Law 9: 125–143.

Webb RT, Lichtenstein P, Larsson H, Geddes JR, Fazel S (2014) Suicide, Hospital-Presenting Suicide Attempts and Criminality in Bipolar Disorder: Examination of Risk for Multiple Adverse Outcomes. J Clin Psychiatry 75(8): 809–816.

Weber J (1989) Motivationsvielfalt beim Filizid. Monatsschr Krim 72: 169–175.

Weierstall R, Elbert T (2012) Formen und Klassifikation menschlicher Aggression. In: Endrass J, Rossegger A, Urbaniok F, Borchard B (Hrsg.) Interventionen bei Gewalt- und Sexualstraftätern: Risk-Management, Methoden und Konzepte der forensischen Therapie. Berlin: MWV. S. 3(14.

Wells A (2009) Metacognitive Therapy for Anxiety and Depression. 1 ed. New York: Guilford Press.

Wettermann A, Schläfke D, Fegert JM (2012). The modification of criminogenic factors on addicted offenders. The effectiveness of the Reasoning and Rehabilitation Programm. Int J Law Psychiatry 35(3): 202–206.

Weyers S, Sujbert M, Eckensberger LH, Lampe EJ (2007) Recht und Unrecht aus kindlicher Sicht. München: Waxmann.

Wiegmann FP, Rösler M, Clasen O, Zinnow T, Retz-Junginger P, Retz W (2018) ADHD modulates the course of delinquency: a 15-year follow-up study of young incarcerated man. Eur Arch Psychiatry Clin Neurosci 268: 391–399.

Wiehl R (2007) Spinoza: Determination und menschliche Freiheit in Spinozas Ethik. In: An der Heiden U, Schneider H (Hrsg.). Hat der Mensch einen freien Willen? Die Antworten der großen Philosophen. Stuttgart: Reclams Universal-Bibliothek.

Wienberg G, Walter C, Berg M (2013) Psychoedukative Gruppenarbeit mit schizophren und schizoaffektiv erkrankten Menschen. 6., erweiterte Neuausgabe. Köln: Psychiatrie-Verlag.

Williams B (2011) Ethics and the Limits of Philosophy. London: Routlegde.

Winsper C, Ganapathy R, Marwaha S, Large M, Birchwood M, Singh SP (2013) A systematic review and meta-regression analysis of aggression during the First Episode of Psychosis. Acta Psychiatr Scand 128: 413–421.

Wischka B, Rehder U, Foppe E (2012) BPS-R Behandlungsprogramm für Sexualstraftäter – revidierte Fassung. Lingen: Kriminalpädagogischer Verlag.

Witzel JG, Bogerts B, Schiltz K (2016) Increased frequency of brain pathology in inmates of a high-security forensic institution: a qualitative CT and MRI scan study. Eur Arch Psychiatry Clin Neurosci 266(6): 533–541.

Wobrock T, Schneider F, Falkai P (2010) Leitlinienintentionen der DGPPN. Nervenarzt 81: 1041–1948.

Woodworth M, Freimuth T, Hutton EL, Carpenter T, Agar AD, Logan M (2013) High-risk sexual offenders: an examination of sexual fantasy, sexual paraphilia, psychopathy, and offence characteristics. Int J Law Psychiatry 36(2): 144–156.

World Health Organization (WHO) (1993) ICD-10. Bern: Hans Huber Verlag.

Yang Y, Raine A (2009) Prefrontal structural and functional brain imaging findings in antisocial, violent, and psychopathic individuals: A meta-analysis. Psychiatry Res Neuroimaging 174: 81–88.

Young JE, Klosko JS, Weishaar ME (2008) Schematherapie. Ein praxisorientiertes Handbuch. Paderborn: Junfermann Verlag.

Young S, Sedgwick O, Fridman M, Gudjonsson G, Hodgkins P, Lantigua M, Gonzales RA (2015) Co-morbid psychiatric disorders among incarcerated ADHD populations: a meta-analysis. Psychol Med 45: 2499–2510.

Yu L, Ma CMS (2019) Youth gambling in Hong Kong: Prevalence, psychoscial correlates, and prevention. J Adolesc Health 64(6S): 44–51.

Zahavi A, Zahavi A (1998) Signale der Verständigung – Das Handicap-Prinzip. Frankfurt/Main: Insel Verlag.

Ziegler C, Domschke K (2018) Epigenetic signature of MAOA and MAOB genes in mental disorders. J Neural Transm 125 (11): 1581–1588.

Zillmann A (2014). Grundriss Rechtsgeschichte. http://www.juraexamen.info/grundriss-rechtsgeschichte/ (Zugriff am 20.08.2018, S. 5–6).

Zondervan T (2007) Missbrauch durch Hilfeleistende: Prävention und Post-Prävention von Professional Sexual Misconduct durch Aufklärungsarbeit. Psychotherapie Forum 15: 183–189.

Zurhold H, Verthein U, Kalke J (2014) Prevalence of problem gambling among the prison population in Hamburg, Germany. J Gambl Stud 30(2): 309–319.

Stichwortregister

A

Abartigkeit
– Schwere andere seelische 57
Abgrenzung 19
Abhängigkeit
– Nichtstoffgebunden 67
– Stoffgebunden 67
Abhängigkeitssyndrom 67
Abstinenzquote 112
Acteylcholinesterasehemmer 64
Adaptationsphase 69
Affekt 26, 54, 65
– Flach 82
Affekttheorie 54
Aggression 38–42, 66
– Appetitiv 20, 39
– Instrumentell 82
– Physisch 74
– Proaktiv 39
– Reaktiv 39
– Verbal 74
Alkoholabhängigkeit 67
Allgemeingefährlichkeit 96
Altruismus 21, 76
Alzheimer-Demenz 63
Angehörigenarbeit 73
Angepasstheit 20
Angstreaktion
– Konditioniert 26
Anomietheorie 46
Anpassung
– Persönlich 104
– Sozial 104
Ansatz
– Utilitaristisch 27
Anschauung
– Christlich 30
Anticravingsubstanz 71
Antidepressivum 74, 94
Antipsychotikum 64
Antisozialität 79 f.
– Impulsiv 82
Antrieb
– Innerer 37

Apathie 66
Aufmerksamkeits-/Hyperaktivitätsstörung 92
Aufmerksamkeitslenkung 94
Auslese 23
– Natürlich 23
Autonomie 54, 105
Autorität 24 f.

B

Bedürfnis 46
– Unbeherrscht 26
Bedürfnisse
– Menschliche 16
Befehlstheorie 29
Begutachtung 14, 48, 58, 60–62, 77
Behandlung
– Kriminaltherapeutisch 70
Behandlungs- und Wiedereingliederungsplan 62, 98
Behandlungsansatz
– Rehabilitativ 102
Behandlungserfolg 99
Behandlungsprogramm
– Sexualstraftäter 86
Behinderung
– Geistig 91
Belastungsstörung
– Posttraumatisch 82
Belohnungssystem
– Dopaminerg 68
Belohnungsverhalten 88
Berufsverbot 96
Beschäftigungslosigkeit 77
Bestrafung 23, 26, 30, 50 f.
– Sadistisch 76
Bewältigungsstrategie
– Ineffektiv 73
Beweismittel 55, 60
Bewusstseinsstörung
– Tiefgreifend 57
Bewusstseinsveränderung 57
Beziehung 25, 28, 45, 108
– Therapeutisch 104 f.

135

Beziehungsmanagement 54
Beziehungsstil 105
Bezugspflegekonzept 103
Bindungsstörung
– Postpartal 75
Bindungsverhalten 23
Böse, das 13
Brandstiftung 72, 89
– Pathologisch 87 f.

C

Cannabinoidabhängigkeit 70
Cannabis 68
Craving 67 f.
Crystal Meth 68

D

Dasein 34, 38
Defizit
– Affektiv 81
– Neuropsychologsich 63
Deliberation 38
Delinquenz 20, 68 f., 74, 78
Delinquenzanamnese 66
Delinquenzhypothese 70, 98, 100, 114
Delir 65
Demenz 57, 62, 64, 67
– Frontotemporal 63 f.
– Vaskulär 63
Denken 24 f., 34
– Juristisch 60
– Paranoid 66
Denkstörung
– Formal 71
– Inhaltlich 71
Depotmedikation 73
Depression 73
Determinismus 32 f., 37
Diebstahl 64, 90
Diskurstheorie 27
Dissexualität 83
Domänentheorie 25
Dominanz
– Furchtlos 82
Droge
– Illegal 68

E

Ecstasy 68
Eifersuchtsphänomen 77
Eigentumsdelikt 74
Einsicht 56 f.

Einsichtsfähigkeit 57
Emotion
– Moralisch 25
Emotionsregulation 42, 70
Empathie 39, 54, 82
Empathietheorie 26
Empfangsraum
– Sozial 73, 112
Empfinden
– Sittlich 23
Entscheidung 24 f., 33, 36, 38, 49
– Bewusst 37
Entsexualisierung 109
Entspannungsverfahren 71
Entwöhnungsphase 69
Entziehungsanstalt 69, 95, 97
Entzugssyndrom 67
– Körperlich 67
Ergotherapie 64
Erkenntnisfreiheit 33
Erledigung 113
Erziehungsstil
– Invalidisierend 68
Ethik
– Ärztlich 97
– Philosophisch 26
– Zweckorientiert 27
Etikettierungsansatz 47
Euthanasie 76
Evolution 17, 23
Exhibitionismus 78, 84
Existenzphilosophie 34
– Europäisch 54
Experiment 40
– Libet 36

F

Fähigkeit
– Geistig 23
– Kognitiv 36, 65
– Moralisch 23
– Willensbezogen 36
Fahrerlaubnis
– Entziehung 96
Fetischismus 84
Filizid 74 f.
– Altruistisch 76
– Psychotisch 76
– Zufällig 76
Flexibilität
– Kognitiv 88
Formalanpassung 103
Fortpflanzungsdimension 108
Freiheit 16, 32–34, 111
Freiwilligkeit 23

Frotteurismus 84
Führungsaufsicht 96, 113
Fünf-Faktoren-Modell 77
Funktion
- Voluntativ 58

G

Gebot 22, 26
Gebrauch
- Schädlich 59, 67, 85
Gefängnisinsasse 78, 93, 114
Gefühl
- Moralisch 24
Gegenseitigkeit 28
Gemeinschaft 19, 26
Gen-Umwelt-Interaktion 80
Gerechtigkeit 24 f., 27, 53
Gerichtsgutachter 59
Geschlechtsidentität 86
Gesellschaft 19, 23, 26, 41, 46, 49 f., 52 f.
Gesetz 26, 29 f., 40
- Physikalisch 32
- Staatlich 26
Gesetzmäßigkeit
- Verhaltensrelevant 100
Gesundheit 61
- Sexuell 83, 108
Gewalt 28, 42, 63, 69, 72, 107
- Häuslich 78
- Interpersonell 87
- Scharf 76
- Sexuell 108
Gewaltdelikt 45, 64, 92
Gewaltdelinquenz 111
Gewinnphase 87
Gewohnheit
- Abnorm 86
Gewohnheitsverbrecher 95
Glaubenssystem 20
Glaubhaftigkeit
- Zeugenaussagen 61
Gleichberechtigung 24
Glücksspiel
- Pathologisch 87
Good Lives Model 98, 101
Grund
- Allgemeingültig 37
- Praktisch 37
Grundbedürfnis 101
Grundfreiheit 27
Gruppe 24
- Sozial 16, 20, 26 f., 102
Gruppenarbeit
- Psychoedukativ 73
Gruppenregel 26

Gutachten 55, 60, 62, 96
- Mündlich 60
- Schriftlich 60
- Unparteiisch 60
Gute, das 13, 16, 27, 114

H

Handeln 20, 33, 35 f., 56
- Bewusst 45
- Falsch 26
- Intentional 19
- Moralisch 25
- Nichtintentional 19
- Prosozial 24
- Richtig 26
- Symbolisch 18 f.
- Tatbestandmäßig 50
- Therapiebezogen 104
Handlung 36, 38
- Aggressiv 107
- Ärgerassoziiert 64
- Eigene 37
- Fremd 37
- Kriminell 84
- Pädophil 84 f., 92
- Rituell 18 f.
- Sadomasochistisch 84
- Strafbar 69
- Symbolisch 19
- Zweckrational 19
Handlungsentwurf 58
Handlungsgrund 37
Handlungsmaxime 46
Handlungsspielraum 58
Hang 97
Heroin 68
Hierarchisierung
- Behandlungsentscheidung 93
Hirnverletzung
- Traumatisch 66
Hochrisikoverhalten 74
Hormonspiegel 86
Hypersexualität 63
Hypothese
- Idiographisch 48

I

Ideal 22, 28
Ideenflucht 73
Identifikation 24
- Partiell 47
Identität 28
- Ethnisch 37
- Kollektiv 37

- Kulturell 37
- National 37
- Persönlich 28
- Religiös 37

Imperativ
- Kategorisch 26, 33

Impulsivität 81
Impulskontrolle 57
- Verlust 86

Individuum 19, 21 f., 33, 49
Infantizid 75
Inhibitionsfähigkeit
- Vermindert 88

Instanz
- Moralisch 22

Institution 20, 28
Integration 18 f., 95
- Sozial 18, 112

Intelligenz 57
Intelligenzminderung 66, 89
- Angeboren 62
- Idiopathisch 91
- Leicht 91

Intelligenzniveau 90
Interaktion 41, 54, 106
- Sozial 25, 37

Interaktionsstil
- Oberflächlich 81
- Überheblich 81

Interesse
- Menschlich 28

Internalisierung 24
Intervention
- Soziomilieutherapeutisch 92

Intimität 54
Intoxikation 67

J

Jugendgerichtsgesetz 56
Jugendkriminalität 80
Jugendstrafrecht 57

K

Kindstötung 75 f.
Klassifikationssysteme 61
Kohäsion
- Sozial 20

Kokain 68
Kollektiv 19
Komorbiditätskonzept 61
Kompatibilismus 33
Konditionierung 24
- Klassisch 85
- Operant 26, 47

Konflikte
- Soziale 17

Konflikthaftigkeit
- Neurotisch 82

Konkurrenz 17, 41
Konkurrenzfähigkeit 20
Konsequenz
- Persönlich 65
- Sozial 65

Konstitutionstypologie 45
Konsummuster
- Problematisch 67

Kontaktphase 69
Kontrollfähigkeit
- Vermindert 67

Kontrollfunktion 21
Konvention
- Sozial 66

Kooperation 20, 22
Kooperationsproblem 22
Körpertypologie 45
Körperverletzung 64
Kortex 42
- Dorsolateral 42
- Präfrontal 22, 42

Kosten-Nutzen-Analyse 17
Krankheit 34, 61 f.
- Psychisch 62

Krankheitsbegriff
- Juristisch 61
- Medizinisch 61

Kriminalbiologie 44
Kriminalität 44, 51, 64, 66, 68 f., 93
- Polytrop 80

Kriminalitätsbelastung 64
Kriminalitätstheorie 45, 48, 59
Kriminaltherapie 98
Kriminologiegeschichte 59
Kultur 41 f.
- Abendländisch 18

L

Labilität
- Emotional 65

Ladendiebstahl 64
Leben
- Sozial 28

Lebenssachverhalt 49
Legalprognose 99, 112
Leid 27 f.
Lernbehinderung 92
Lerntheorie 26, 39
Liberalismus
- Egalitär 27

Lockerung 103

Lockerungsprognose 103
Lockerungsrisiko 103
Lustdimension 108

M

Macht 20, 28, 50, 105 f.
– Anerkannt 46
– Moralisch 46
Machtgefälle 107
Manie 73
Masochismus 78, 84
Maßnahmen
– Freiheitsentziehend 111
Maßregel 60
Maßregelbehandlung 112
Maßregelpatient 14, 50, 70 f., 108, 112
– Persönlichkeitsgestört 79
– Rechte 14
– Suchtkrank 20
Maßregelvollzug 9, 95
Memantin 64
Menschenbild 15 f., 32, 43
Menschheitsgeschichte 14, 20, 83
Menschsein 26
Methylphenidat 94
Mindestanforderung
– Prognosegutachten 60
Mindeststandard
– Schuldfähigkeitsgutachten 60
Missbrauch
– Psychotherapie 107
– Sexuell 77
Misstrauen 66
Modell
– Lerntheoretisch 26
– Transtheoretisch 70
Moral 22–25, 28
– Autonom 25
– Heteronom 24
Moralentwicklung 24 f.
Moralkonzeption
– Psychoanalytisch 26
Moralmodul 28
Moralphilosophie 26
Motivation
– Moralisch 24
Motivational Interviewing 70, 88
Motivationsphase 69
Münchhausen-by-proxy-Syndrom, 76
Musterberufsordnung
– Arzt 97

N

Nachsorgephase 69

Nachwuchsregulierung 75
Naturrechtstheorie 28
Neigung 13, 23
– Angeboren 41
– Kriminell 45
Neonatizid 75
Neugier
– Temperamentsbasiert 68
Neurofeedback 94
Neuroleptikum 94
Neutralisierungsthese 47
Niveau
– Konventionell 25
– Postkonventionell 25
– Präkonventionell 25
Norm 22, 26–28, 45
– Divergent 47
– Gesamtgesellschaftlich 47
– Gesamtkulturell 47
– Moralisch 24, 28
– Primär 29
– Sekundär 29
– Sozial 20
– Strafrechtlich 49
– Tradiert 26
Normen 13, 18
– Soziale 16 f.
– Strafgesetzlich 52
Nötigung
– Sexuell 64, 92
Nutzen 25, 27, 49

O

Opfer-Täter-Transfer 109
Opioidantagonist 88
Ordnungssystem
– Symbolisch 19
Orgasmus 85

P

Pädophilie 85
– Homosexuell 78
Parallelstrafe 97
Paraphilie 83 f.
Partnerschaftsproblem 85
Pathologisierung
– Sexuelles Verhalten 109
Peergroup 24
Persönlichkeit
– Psychopathisch 80
Persönlichkeitsstörung 57, 66, 77 f., 85
– Antisozial 80
– Organisch 65 f.
Perversion 85

139

Pflicht 23, 30
Präferenz
- Sexuell 66
Präferenzstörung
- Sexuell 78
Prävention 53
Prinzip
- Ethisch 25
- Moralisch 23
Prognose 96
Prognosebeurteilung 99
Prognoseinstrument 99
Prognosestudie
- Essen 111
Programm
- Reasoning & Rehabilitation 71, 100
Promiskuität 82
Prostitution 74
Prozessfähigkeit
- Fehlend 64
Psychiatrie-Enquete 95
Psychoedukationsmodul 73
Psychopathie 80–82, 85
Psychopathologie 34
Psychopharmakotherapie 74
Psychotherapie
- Übertragungsfokussiert 71
- Wirkfaktoren 105

R

Rache 44, 49, 51, 76
Rangordnung 28
Rausch 97
Recht 28, 30, 51, 56, 101, 108
- Individuell 25
- Kodifiziert 19
- Positiv 26
Rechtmäßigkeit 52
Rechtsbrecher 44
- Psychisch krank 24
- Unzurechnungsfähig 59
Rechtsfolgesystem
- Dualistisch 62
Rechtsgeschichte
- Strafrechtlich 29
Rechtsgüterschutz 53
Rechtsnorm 28–30, 54
- Positiv 54
Rechtsordnung 28, 114
Rechtspositivismus 28
Regelung 49, 52
- Gesetzlich 49
- Rechtsanalog 24
Rehabilitation 14, 50, 114

Rehabilitationsmodell 98
Rehabilitationstheorie
- Dualfokussiert 101
Reifebeurteilung 60
Reifestufe 57
Reinheit 28
Reizbarkeit 66
Religion 20 f.
Religiosität 20 f.
Resozialisierungsgedanke 98
Rezidivrate 112
Richter 19, 35, 51, 55, 99
Risiko
- Kriminogen 98
- Minimierung 98
Risikoassessment 89
Risikobeurteilung 112
Risikomanagement 98, 112
Risikomerkmal 103
Risikominimierung 77
Risikoverhalten 68
Risk-Need-Responsivity Approach 98
Ritual 18–20
- Schmerzhaft 21
Rückfalldelinquenz
- Schwerwiegend 111
Rückfallgefahr 70, 93, 100, 114
Rückfälligkeit
- Einschlägig 89
- Generell 89
Rückfallprognose 61
Rückfallquote 112

S

Sachverständige 55, 59 f., 62, 99
- Forensisch 59
Sadismus 84
Sadomasochismus 84
Sanktion 50, 56
- Strafrechtlich 104
Schädigung
- Erheblich 96
Scham 26
Schematherapie 79
Schizophrenie 38, 42, 57, 72, 89, 111
- Paranoid-halluzinatorisch 57
Schuld 17, 26, 49, 53 f., 57, 60, 95
- Kriminell 55
- Metaphysisch 55
- Moralisch 55
- Politisch 55
Schuldbegriff
- Juristisch 56
Schuldbewusstsein
- Fehlend 80

140

Schuldfähigkeit 56 f., 61, 92, 96 f.
- Aufgehoben 60
- Vermindert 60
Schuldgefühl 54
Schuldunfähigkeit 57, 96 f.
Schwachsinn 57
Schwangerschaft
- Negierung 77
- Unerwünscht 76
Schweigepflicht 60
Selbstbestimmung
- Frei 56
- Moralisch 33
- Rechtlich 33
- Sittlich 56
- Verantwortlich 56
Selbstkontrolle 20, 22
Selbstkonzept
- Therapeutisch 105
Selbstregulation 22
Selbstüberschätzung 73
Selbstwertregulation 70
Sensationsbedürfnis 88
Serienmörder 78
Serotonin-Wiederaufnahmehemmer 86, 88
Sexual Offender Treatment Programm 86
Sexualdelikt 92
Sexualdelinquenz 72, 111
- Paraphil 85
Sexualfantasie 84 f.
Sexualität 66, 83, 108 f.
Sexualpraktik 83
Sexualstraftäter 78, 85, 110, 112, 114
Sexualverhalten
- Abweichend 83
- Riskant 73
- Verändert 66
Sicherheitsbedürfnis 51
Sicherungsverwahrung 61, 95 f.
Skillstraining
- Interaktiv 70
Sozialisation
- Delinquent 112
- Familiär 24
Sozialschädlichkeit 49
Sozialtherapie 114
Spielen
- Pathologisch 88
Spielverhalten
- Problematisch 87
Standard
- Maßregelbehandlung 102
Standardtheorie 37
Stehlen
- Pathologisch 87, 89

Stellungnahme
- Gutachterlich 99
Steuerungsfähigkeit 57
Stimmungsstabilisator 74
Störung
- Bipolar affektiv 73
- Krankhaft seelisch 57
Strafbegründungsschuld 56
Strafe 24 f., 30, 49 f., 52 f., 55, 57, 60, 69, 95
Strafgesetzbuch 30
Strafmaß 51
Strafmaßschuld 56
Strafpraktik 51
Strafprozessordnung 30
Strafprozessrecht 30
Strafrecht 30, 50, 96
Strafrechtsreform 30
Strafrechtssystem 30
Straftäterpopulation 66
Straftatschwere 111
Straftheorie 52
- Absolut 53
- Relativ 53
Strafzweck
- Präventiv 53
Subkulturkonzept 47
Substanzgebrauch 66
Substanzkonsum
- Anhaltend 67, 72, 78
- Problematisch 70
- Riskant 89
Subtypus
- Primär 82
- Sekundär 82
Sühnetheorie 53
Suizidalität 69, 89
Suizidversuch 74, 87
Synchronisation
- Emotional 20
- Kognitiv 20
- Kulturell 20
Syndrom
- Amnestisch 67
- Organisch amnestisch 65
System
- Moralisch 28
- Sozial 20, 27

T

Tat
- Erheblich rechtswidrig 96
- Schwere 97
- Symptomcharakter 97

141

Täter
- Exkulpiert 60
- Psychische Störung 110
- Situativ handelnd 110

Temperament
- Belohnungsabhängig 82

Theorie
- Biosozial 70
- Differentielle Assoziation 47
- Differentielles Lernen 47
- Labeling Approach 47
- Subkultur und Kulturkonflikt 46

Therapie
- Antihormonell 86
- Deliktorientiert 109
- Dialektisch-Behavioral 70, 79, 88
- Mentalisierungsbasiert 79
- Metakognitiv 79

Therapiekonzeption
- Multiprofessionell 69

Therapiemotivationsmodell 104
Therapieziel 105
Tierverhaltensforschung 41
Toleranzentwicklung 67, 94
Tötung 64

Tradition
- Kulturell 26
- Religiös 26

Tugendethik 33

U

Überwachungsaufwand
- Sozial 22

Überzeugung
- Deskriptiv 37
- Moralisch 46

Umweltfaktor
- Neurobiologisch 68
- Psychologisch 68

Ungleichheit
- Sozial 27
- wirtschaftlich 27

Universalisierbarkeitsprinzip 27
Unrecht 57
Unrechtsbewusstsein 56

Unterbringung
- Entziehungsanstalt 96
- Psychiatrisches Krankenhaus 96

Unterbringungsgesetz 61
Urteil 24, 52

Urteilskompetenz
- Moralisch 25

Urteilsniveau 25
Utilitarismus 27

V

Vandalismus 88
Verantwortlichkeit 24, 32, 37, 52
Verantwortung 17, 33 f., 37 f., 47
Verantwortungsreife 56

Verbotstafel
- Gesetzlich 53

Verbrechen 49–52
Verbrecher 43 f., 50 f.
Vereinigungstheorie 53

Verfahren
- Achtsamkeitsbasiert 71

Verfehlung 24, 53

Vergeltung
- Strafende 52
- Zweckfrei 52

Vergeltungstheorie 53
Vergewaltigung 107
Verhalten 17, 40
- Abweichend 17, 24, 45–47, 50
- Aggressiv 42, 64
- Delinquent 66, 68
- Emotional 65
- Feindselig 70
- Hypersexuell 84
- Impulsiv 42
- Infantizidal 17
- Intendiert 39, 107
- Kooperativ 21
- Kriminell 47, 49, 62, 69, 80, 99
- Manipulativ 81
- Missbräuchlich 64
- Paraphil 84
- Selbstschädigend 72
- Selbstverletzend 89
- Sexuell 83
- Sittlich 23
- Vernachlässigend 64
- Zwischenmenschlich 23

Verhaltensabweichung
- Sexuell 57

Verhaltenskodex 21
- Prosozial 20
- Religiös 22

Verhaltensmuster
- Wiederkehrend 100

Verhaltenstherapie
- Kognitiv 74

Verhaltensweise 44 f., 49
- Abweichend 47
- Antisozial 18, 22
- Deviant 46
- Egozentrisch 22
- Kostenintensiv 21
- Präpotent 22

- Religiös 21
- Verantwortungslos 82
Verkehrsdelikt 64
Verlustphase 87
Verpflichtung 23
Verpflichtungen 87
Verstärkung
- Differentiell 47
Vertrag 25, 37, 51
- Sozial 25
Vertrauen 23, 54
Verzweiflungsphase 87
Vorbild 24
Vorteil
- Evolutionär 22
- Notwendig 16
Vorteilsstreben 37
Vorwerfbarkeit 56
Voyeurismus 78, 84
Vulnerabilität
- Narzisstisch 85

W

Wahnsymptom 71
Wahrheit 17, 34
Wert 19, 22 f., 47
- Elterlich 26
- Familiär 87
- Moralisch 24
Werte 13
- Beruflich 87

- Materiell 87
- Sozial 87
Wiederaufnahmehemmer
- Noradrenerg 94
Wiedereingliederung
- Sozial 50, 111
Wiedereingliederungsprognose 112
Wille 22
- Frei 17, 32 f., 36
Willensentscheidung
- Frei 37
Willensfreiheit 32 f., 36 f.
Willenshandlung 36
Willensprozess 36
Wissen 17, 35, 60
- Moralisch 25
- Störungsspezifisch 112
Wissenschaftsmodell
- Idiographisch 100
Wollen 33 f.
- Maßlos 13

Z

Zivilgesellschaft 13, 16, 22
Zwang 23, 28, 106, 109
Zwangsbehandlung 14, 61, 96
Zwangskontext 97, 104
Zwangsmedikation 106
Zwangsunterbringung 72
Zweckhaftigkeit
- Sozial 52